DIARIO
DEL EMBARAZO

DIARIO
DEL EMBARAZO

ROBIN
BOOK

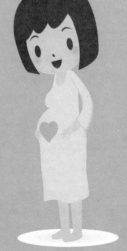

© 2012, Ediciones Robinbook, s. l., Barcelona

Diseño de cubierta e interior: Cifra
Ilustraciones de cubierta e interior: iStockphoto

ISBN: 978-84-9917-125-8
Depósito legal: B-2.857-2012

R&R IMPRESSORS, C/. Òptica, 12 Nave 21, Pol. Ind. Sta. Rita,
08755 - Castellbisbal

Impreso en España - *Printed in Spain*

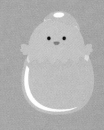

ÍNDICE

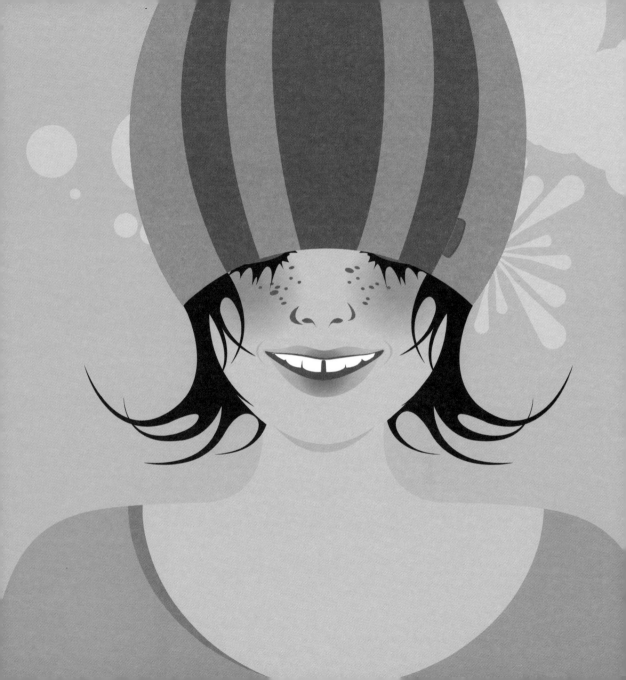

Primer mes

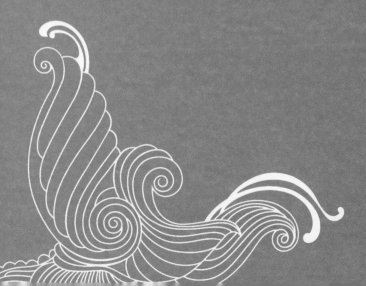

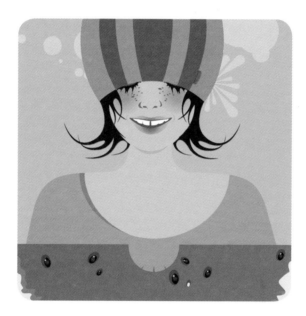

En la *intimidad* del *instinto*

En el mundo apartado de la intimidad biológica un espermatozoide ha logrado atravesar la membrana del óvulo.

Los núcleos del espermatozoide y del óvulo se han unido para formar el cigoto, el huevo que contiene toda la información genética del nuevo individuo en potencia. Y el cigoto desciende por las trompas hacia el útero en busca de anidación mientras la división celular multiplica rápidamente sus células.

Poco a poco las hormonas liberadas por el óvulo fecundado incrementan tus niveles de progesterona y estrógenos produciendo cambios en tu cuerpo. El tamaño y la sensibilidad de tus senos aumenta, así como el tamaño del útero; aumenta la frecuencia urinaria y la temperatura. Puedes sentir náuseas y cansancio. Y es probable que tu sensibilidad emocional se incremente y llores con más facilidad.

El embrión sigue creciendo y empiezan a diferenciarse tres capas de células: la capa superior, que dará lugar al cerebro, la médula espinal, los nervios, la piel y los órganos sensoriales; la capa intermedia, que generará el corazón, la sangre, los huesos, los músculos, los riñones y los ovarios o testículos; y la capa inferior, que originará el sistema urinario, el aparato respiratorio y el sistema digestivo. Después de dos o tres días de retraso en la menstruación ya puedes confirmar tu estado mediante un test de embarazo.

Cuando confirmes tu embarazo deberás sumar dos semanas a los días de retraso de la menstruación para conocer la evolución del embrión. De todos modos el ginecólogo contará los días de evolución del embrión y te dará ya la fecha prevista para el parto.

Desde que sabes que estás embarazada conviene que inicies los cuidados prenatales: sigue una alimentación equilibrada y evita los tóxicos (tabaco, alcohol, café, drogas...). Consulta a tu médico para que te prescriba, si lo considera necesario, suplementos de ácido fólico, hierro, calcio, vitaminas u otros nutrientes, o para que cambie tu medicación en caso de seguir un tratamiento perjudicial para el embarazo.

Al final del primer mes tu ginecólogo comprobará la presencia del embrión o embriones mediante una ecografía y podrás escuchar el latido de su corazón.

Sí, entre la cuarta y la quinta semana de desarrollo el embrión ya mide unos cuatro milímetros y tiene un corazón primitivo formado, que empieza a latir.

SEMANA 1

Gemelos

La probabilidad de gestar gemelos es de uno entre cien embarazos, sin embargo, la incidencia es mayor en caso de antecedentes familiares y de tratamientos de fertilidad asistida. Existen dos tipos de gemelos. Cuando el ovario desprende dos óvulos en lugar de uno y los dos resultan fecundados, se forman dos individuos con información genética distinta; su parecido es equivalente al de dos hermanos. Cuando el óvulo fecundado se separa en dos huevos que se desarrollan paralelamente surgen mellizos, dos individuos con los mismos genes. Los mellizos son idénticos y tienen el mismo sexo.

Evita los tóxicos

Los tóxicos presentes en el tabaco y el alcohol pasan directamente al embrión afectando el desarrollo de sus órganos y sistema nervioso central. Procura reducir a cero el consumo de alcohol y de tabaco durante el embarazo.

Lunes

Martes

Miércoles

Jueves

Viernes _____

_____

_____

_____

_____

_____

Sábado _____

_____

_____

_____

_____

_____

Domingo _____

_____

_____

_____

_____

_____

_____

¡¡¡Necesitas ácido fólico!!!

El ácido fólico se encuentra en las vísceras de animales, verduras de hoja verde, legumbres, frutos secos y levadura de cerveza.

La ingesta de suplementos de ácido fólico antes y en las primeras semanas del embarazo ayuda a prevenir malformaciones del tubo neural (cerebro y médula espinal).

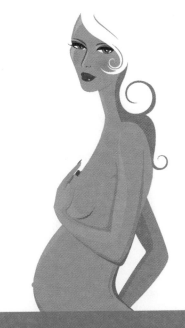

66 La maternidad es una cosa extraña y maravillosa, es como si fuera tu propio caballo de Troya que te conquistará sólo con amor. 99

REBECCA WEST

¿Cuáles son los primeros síntomas?

Los cambios que se producen durante el embarazo van preparando progresivamente el cuerpo para dar cabida al feto en desarrollo y para el parto. El principal síntoma de embarazo es la amenorrea o falta de menstruación. Otros síntomas son:

- Trastornos digestivos: salivación excesiva, vómitos, estreñimiento...
- Aumento del tamaño y la sensibilidad de los senos.
- Necesidad de orinar con más frecuencia.
- Cambios emocionales, cansancio, sueño...

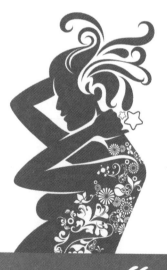

SEMANA 2

Lunes

Martes

Miércoles

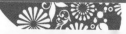

Jueves

Viernes

Sábado

Domingo

¿Cómo funciona el test de embarazo?

Los test de embarazo miden la presencia de la hormona gonadotropina coriónica humana (GCH), producida por el embrión, en la orina. Se aconseja esperar cinco días de retraso en la menstruación para hacer la prueba y recoger la muestra a primera hora de la mañana. La fiabilidad de estos tests es superior al 90%.

Escoger hospital

Tu ginecólogo te indicará el hospital que te corresponde, pero puedes analizar sus características y decidir cambiar si no estás satisfecha.

En el caso de clínicas privadas es importante comprobar antes del cambio si nuestra mutua cubre todos los gastos o, en su defecto, conocer su importe, para evitar sorpresas. Las prestaciones que debes comprobar dependerán del tipo de parto que escojas y del nivel de riesgo del embarazo; puedes informarte acerca de:
- Servicio de anestesia epidural.
- Sala para parto natural.
- Unidad neonatal o proximidad a otro hospital con esta unidad. Pregunta si en caso de emergencia te trasladarían con el niño.
- Política de instrumentalización del parto (postura frente a las cesáreas programadas, la episiotomía, el uso de oxitocina...).

Escuchar los latidos del bebé

El corazón del embrión de cuatro semanas tiene forma de tubo y late a 180 pulsaciones por minuto.

A medida que el embrión crece la sangre tarda más en completar su circuito y el número de pulsaciones por minuto disminuye, hasta llegar a 120 al final del embarazo.

Nuestro ginecólogo hará un seguimiento del ritmo cardíaco fetal a lo largo de todo el embarazo y podremos escuchar el corazón de nuestro bebé en cada visita.

Primera visita al ginecólogo

En la primera visita el ginecólogo repasará tu historial médico y te pedirá un análisis de sangre y de orina para comprobar tu estado de salud general (para descartar anemia, hepatitis, diabetes, sida, o tomar las medidas oportunas), la inmunidad a determinadas enfermedades (toxoplasmosis, listeriosis) y el grupo sanguíneo.

También realizará un examen táctil, para confirmar la correcta disposición de la cérvix, la vagina, el útero y la pelvis, comprobará tu peso y talla y te tomará la tensión arterial.

Lunes

Martes

Miércoles

Jueves

Viernes

Sábado

Domingo

¿Qué es el factor Rh?

El factor Rh es una proteína presente en la sangre del 85% de las personas. Si esta proteína está presente en nuestra sangre, pertenecemos al grupo Rh+; en caso contrario, al grupo Rh-. Cuando una persona con Rh- entra en contacto con sangre Rh+ crea anticuerpos que atacarán esta sangre que el cuerpo reconoce como extraña. Para evitar problemas en embarazos de madre Rh- e hijo Rh+, se administra a la madre una vacuna que impide la formación de anticuerpos anti-Rh+. Si la madre ya está inmunizada antes del embarazo (ya ha formado los anticuerpos), se realizarán transfusiones de sangre al feto para recuperar los glóbulos rojos eliminados por los anticuerpos anti-Rh+.

> " La maternidad me ha relajado en muchos sentidos. Aprendes a manejarte de verdad con las crisis, como un malabarista en el circo del corazón. "
> **JANE SEYMOUR**

La fecha de salida de cuentas

La duración de un embarazo es de 38 a 42 semanas. En un ciclo regular la fecundación tiene lugar en el centro del ciclo, es decir dos semanas después del inicio de la última menstruación. El ginecólogo contará la fecha prevista para el parto añadiendo 280 días (40 semanas) al primer día de la última menstruación; es decir que calcula la fecha prevista para el parto suponiendo un ciclo menstrual regular y un embarazo de 38 semanas. Sin embargo hay muchos factores que influyen en la duración del embarazo y no todos los ciclos son regulares; por ello la fecha prevista inicialmente se corregirá a partir de los datos obtenidos durante el seguimiento de la evolución fetal por ecografía.

Cérvix incompetente

Se diagnostica cérvix incompetente cuando la cérvix o cuello uterino se abre antes del parto por no ser capaz de sostener el peso del útero y el feto. La cérvix incompetente suele manifestarse a partir del segundo trimestre y puede ser causa de un aborto espontáneo. Tan pronto como el médico la diagnostique, practicará un cerclaje (sutura de la abertura del cuello uterino), aplicará un pesario o prescribirá reposo absoluto. Estos tratamientos permiten llevar a término el embarazo.

SEMANA 4

Lunes

Martes

Miércoles

Jueves

Viernes

Sábado

Domingo

Debes evitar contactos infecciosos

La toxoplasmosis es una infección causada por el parásito toxoplasma que vive en la tierra y que puede llegar al organismo de la madre a través del consumo de carne o pescado poco cocidos o de verduras mal lavadas, o por el contacto con heces de gatos o roedores. La listeriosis está causada por la bacteria listeria, que puede desarrollarse en productos lácteos no pasteurizados, embutidos artesanos y marisco en mal estado de conservación.

Mediante el análisis de sangre al principio del embarazo sabrás si estás inmunizada a la toxoplasmosis y a la listeriosis. La toxoplasmosis y la listeriosis pueden causar graves defectos en el feto o incluso un aborto, por lo que en caso de no estar inmunizada debes evitar el contacto con las fuentes de infección y acudir al médico ante cualquier subida de fiebre de más de 24 horas de duración.

66 _No sé si las hadas existen. Pero tras conocer a muchas madres y abuelas comienzo a creerlo._ 99
ANA MARÍA MATUTE

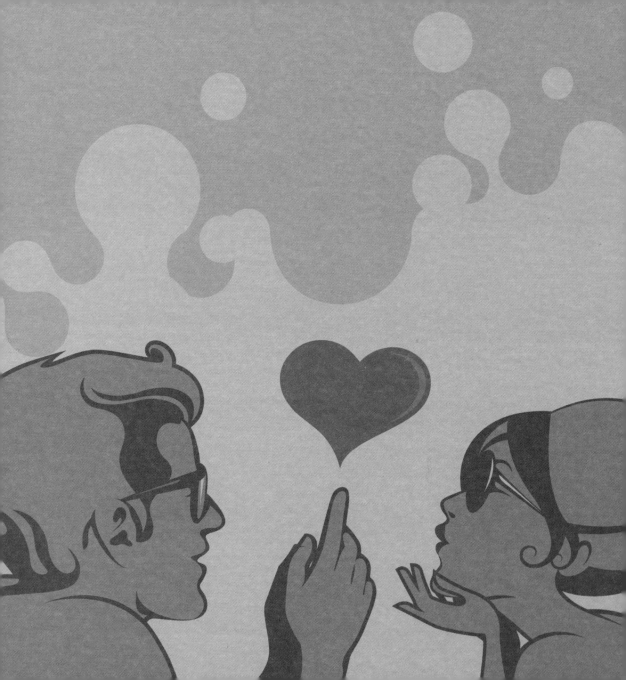

segundo mes

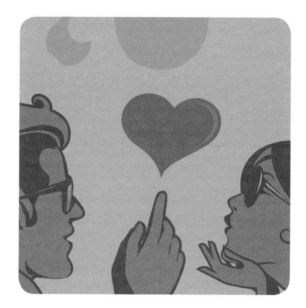

En la *intimidad* de la pareja

Los olores a tu alrededor cobran una intensidad extenuante. El desarrollo del olfato por acción de la hormona GCH, sumado a factores psicológicos como la ansiedad, desencadena las náuseas del embarazo, que se manifiestan especialmente a primera hora de la mañana.

Dentro, el embrión va cobrando poco a poco aspecto más humano. De la forma anfibia replegada sobre un corazón enorme van surgiendo protuberancias que se desarrollan como brazos y piernas. Unas células oscuras darán lugar a los ojos.

El tubo neural empieza curvarse en la parte superior para formar más adelante el cerebro.

Del tracto digestivo se forman el estómago y la cloaca, fracción que derivará en el recto, la vejiga y los genitales externos. En este momento no hay diferenciación anatómica entre los dos sexos.

La necesidad constante de dormir te invade buena parte del día y esta hipersomnia es, probablemente, un mecanismo del cuerpo para obtener el estado de relajación que necesita para llevar adelante el desarrollo del embrión.

El cuerpo soporta un aumento del metabolismo de entre el 10 y el 25% y requiere un gran aporte de nutrientes. La sensación de hambre suele ser muy superior a la habitual; sin embargo en este momento es importante seguir una dieta equilibrada, para mantener un peso adecuado y disminuir el riesgo de anemia, hipertensión o diabetes gestacional.

El útero alcanza el tamaño de una naranja al final del segundo mes y los senos continúan su proceso de preparación para la lactancia: la aureola de los pezones se oscurece y crece.

Tu pareja sentirá curiosidad por saber qué sensaciones acontecen en tu cuerpo y en que momento del desarrollo se encuentra el embrión. Haz que participe en todo el proceso y, siempre que sea posible, procurad ir juntos al médico.

Al final del segundo mes el embrión pesa 10 gramos y mide 4 centímetros; ya posee la mayoría de los órganos internos, empieza la diferenciación sexual y se pueden distinguir los dedos de las manos y la punta de la nariz. Se inician los movimientos embrionarios.

SEMANA 5

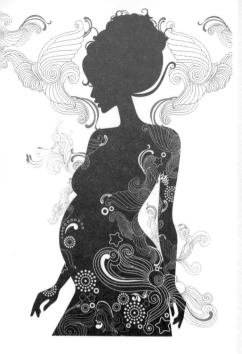

Donde el bebé se desarrolla

La placenta es el aparato digestivo y respiratorio del feto. Contiene el feto, al que está unido mediante el cordón umbilical, y el líquido amniótico.

A través de ella pasan nutrientes, agua y oxígeno de la madre al feto, y dióxido de carbono y sustancias de desecho del feto a la madre.

La placenta sirve de filtro para algunos tóxicos, pero no para todos, por lo que debes evitar que entren en tu organismo. También permite el paso de anticuerpos, que inmunizarán al feto incluso algún tiempo después del nacimiento.

Lunes

Martes

Miércoles

Jueves

Viernes

_____
_____
_____
_____
_____

Sábado

_____
_____
_____
_____
_____

Domingo

_____
_____
_____
_____
_____

¿Para qué sirve el líquido amniótico?

El líquido amniótico protege e hidrata al feto: amortigua los golpes, filtra los microbios, y evita que el feto se adhiera al saco amniótico. Al final del embarazo hay aproximadamente un litro de líquido amniótico.

El feto traga o absorbe por la piel medio litro cada día que luego devuelve en forma de orina.

Consejos contra las náuseas

Generalmente las náuseas desaparecen a partir de la semana 16, pero en algunos casos duran buena parte del embarazo. No debemos tomar nunca remedios para combatirlas sin consultar al médico.

Para reducirlas:

– Guarda una galleta envuelta en la mesita de noche y cómetela antes de levantarte.
– Desayuna siempre antes de salir a la calle.
– Evita las prisas por la mañana.
– Come a menudo, por lo menos cada tres horas.

> **La maternidad tiene un efecto en verdad muy humanizador. Todas las cosas se reducen a lo esencial.**
> *MERYL STREEP*

SEMANA 6

¡¡¡Malditas estrías!!!

El aumento de volumen corporal durante el embarazo produce un estiramiento de la piel importante en un período de tiempo breve, que puede romper sus fibras y dar lugar a la aparición de estrías.

Para evitarlo o reducir su incidencia puedes aplicar crema específica antiestrías en las zonas más afectadas: abdomen, pecho y caderas.

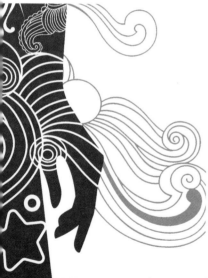

Lunes

Martes

Miércoles

Jueves

Viernes

Sábado

Domingo

Vigila tu tensión arterial

La tensión arterial es la presión que ejerce la sangre sobre las arterias y depende tanto del volumen de sangre como del tono de las arterias.

Durante el embarazo el volumen de sangre aumenta un 40%, pero este incremento se compensa con una mayor relajación del tono de las arterias.

Sin embargo a veces no se produce esta compensación.

En caso de hipertensión arterial deberás seguir una dieta baja en sal y, según la gravedad, tomar medicación.

Desarrollo de una mano

Las excrecencias que surgieron de la parte superior del embrión al final del primer mes se alargan formando el brazo y el antebrazo; en cuyo extremo aparece un bulto aplanado. El bulto se transforma en una cresta radial y los radios se van separando hasta constituir unos dedos palmeados que poco a poco van perdiendo la membrana que los une. Al final de la octava semana la mano está constituida por unos dedos cortos pero separados, de puntas abombadas. Las uñas no se desarrollarán hasta la décima semana.

SEMANA 7

¿Puedo tener relaciones sexuales?

Durante el embarazo suele aumentar la libido, debido al incremento de las secreciones vaginales y de la sensibilidad, especialmente en los meses centrales. Salvo recomendación en contra de vuestro ginecólogo, podéis continuar con la vida sexual habitual. El sexo disminuye las tensiones corporales y ayuda a mantener unida a la pareja.

Una dieta equilibrada

La anemia, o reducción de la cantidad adecuada de hemoglobina o de glóbulos rojos en la sangre, afecta a la mayoría de las embarazadas y causa cansancio y desmayos.

Las fuentes naturales de hierro son la carne roja, el pescado, el pollo, el tofu o queso de soja, los huevos, los vegetales de hoja verde, las legumbres, los frutos secos..., que conviene tomar junto con productos ricos en vitamina C (como los cítricos) para favorecer su absorción.

Pero a veces una dieta equilibrada no es suficiente porque la madre no absorbe correctamente el hierro y es necesario tomar suplementos, bajo receta médica.

Lunes

Martes

Miércoles

Jueves

Viernes

Sábado

Domingo

El útero crece

El útero aumenta un 1.400% de peso a lo largo del embarazo: de 65 gramos a un kilo. El tamaño aumenta de 65 x 55 milímetros a 34 x 23 centímetros. En la décima semana asciende por encima del hueso del pubis, en la 18 semana llega al ombligo y en la 36 alcanza el esternón, desplazando todas las vísceras en su ensanche.
El embarazo no es una enfermedad, pero...

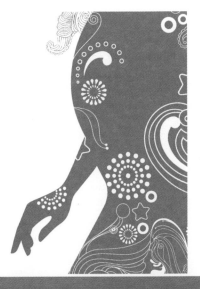

 La maternidad, además de ser algo muy bello, da una paz interior muy importante para la vida. **ANGELINA JOLIE**

Aumento de peso

El aumento de peso normal durante
el embarazo es de entre 10 y 12 kilos;
sin embargo en mujeres muy delgadas
pueden requerirse 16 kilos extra.
La mitad del peso aumentado se debe
al peso del feto, la placenta y el líquido
amniótico, una cuarta parte al aumento
del volumen de los órganos y líquidos
corporales, y otra cuarta parte a la grasa
que se almacena para facilitar más
adelante la lactancia.

¿Qué papel juega el padre?

Es importante compartir las ilusiones,
miedos y responsabilidades del
embarazo y la maternidad/paternidad.
Si tu pareja se muestra reacio a hablar,
tal vez necesita un poco más de tiempo.
No lo presiones. A medida que avance
el embarazo es probable que disminuya
su ansiedad.

SEMANA 8

Lunes

Martes

Miércoles

Jueves

Viernes

_____
_____
_____
_____
_____

Sábado

_____
_____
_____
_____
_____

Domingo

_____
_____
_____
_____
_____
_____

Más horas de sueño

El mayor metabolismo del organismo requiere también mayor descanso. Por ello durante el embarazo tendrás más sueño a lo largo del día y necesitarás dormir por lo menos ocho horas por la noche. Son habituales los sueños extraños en este período debido a los grandes cambios que se están produciendo y se producirán. Cuando estos sueños se convierten en pesadillas debes encontrar el modo de dominarlos. Volver a relatar mentalmente el sueño cambiando el final en positivo ayuda a evitar la angustia. Si las pesadillas se repiten demasiado a menudo o te preocupan en exceso deberías explicárselo a tu médico.

> **"** La maternidad es la más importante de todas las profesiones.
> Exige más conocimientos que cualquier otro asunto relacionado con el hombre. **"**
> **ELIZABETH CADY STANTON**

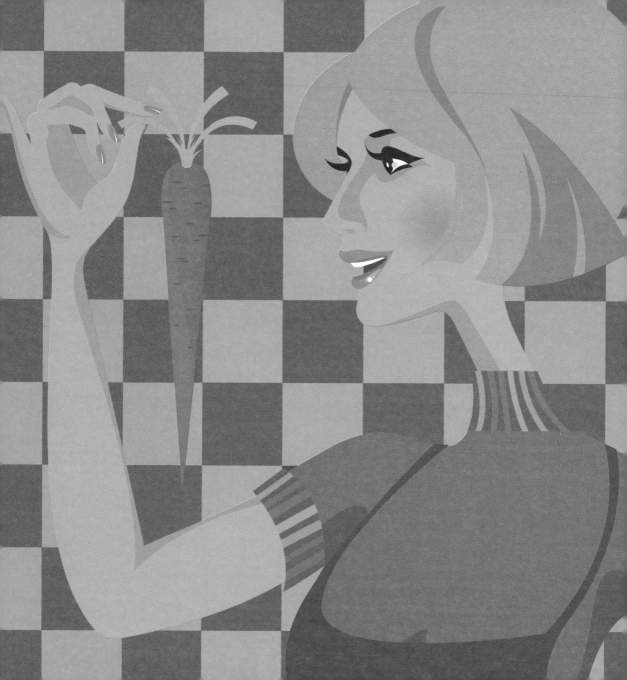

Tercer mes

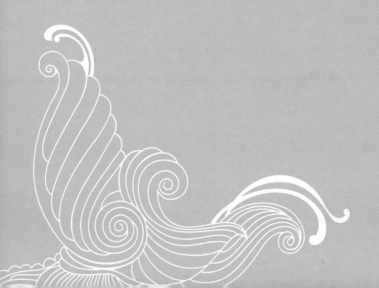

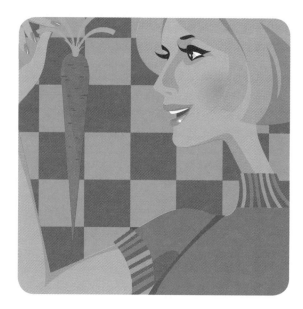

Ilusión
compartida

Se producen cambios importantes: el embrión adquiere aspectos humanos y pasa a llamarse feto. Su apariencia se transforma: la cabeza se muestra más vertical y está separada del resto del cuerpo por el cuello, las extremidades han crecido y la cola se ha reabsorbido. Sus funciones son más autónomas: tiene su propia circulación sanguínea, se forma el cerebro y empieza a moverse. Y su existencia se da a conocer en el entorno social: surge un nuevo punto en el entramado de relaciones sociales que se va cubriendo de expectativas y va transformando las conexiones que lo rodean.

En la visita al ginecólogo se produce un punto de inflexión. Es el momento de ver la primera ecografía, la primera imagen externa de vuestro hijo.

El embarazo es ya evidente y empezáis a anunciarlo, obteniendo apoyo social y familiar y dejando atrás la etapa de mayor incertidumbre.

El feto crece y se desarrolla con extraordinaria rapidez.

El cerebro y los nervios del cuerpo han madurado lo suficiente como para permitirle realizar movimientos.

Se forman los ojos y las orejas; los dedos de las manos y de los pies aparecen casi completamente separados. Se forman los huesos, los párpados, las uñas, las huellas digitales y las cuerdas vocales.

Comienzan a actuar el hígado y el riñón. El hígado forma la sangre del feto. El riñón produce orina, que el feto vierte en el líquido amniótico. La médula espinal forma los glóbulos blancos.

La circulación sanguínea del feto ya es independiente de la tuya; vuestras circulaciones no se mezclan, pero intercambiáis nutrientes y productos de desecho a través de la placenta.

Los genitales externos empiezan a diferenciarse según el sexo y aparecen los primeros óvulos o espermatozoides.

Al final del tercer mes el feto pesa 65 gramos y mide 11 centímetros.

Cerramos el primer trimestre, un periodo cargado de incertidumbre y esperanza, para iniciar una etapa de mayor tranquilidad y apoyo. El feto también ha culminado sus transformaciones y una vez desarrollados todos los órganos entrará en un periodo de desarrollo progresivo.

SEMANA 9

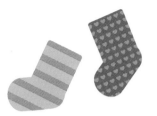

Vas a tener un hermanito

Si ya tenéis un hijo, el tercero en saber que estás embarazada deberá ser él. Los hermanos mayores suelen sentir celos hacia los nuevos miembros de la familia, pero también tienen mucha curiosidad y les gusta protegerlos y jugar con ellos.

Cuanto antes impliques al niño en su nuevo papel de hermano antes transformará los celos en amor.

El niño puede ayudarte a preparar la habitación del hermanito y a escoger el nombre. Pídele que le hable al feto y dile que así cuando nazca reconocerá su voz. Enséñale las ecografías y llévalo a la consulta del doctor para que pueda escuchar el corazón.

Lunes

Martes

Miércoles

En lo profundo del invierno, finalmente aprendí que dentro de mi existe un verano invencible.
Anónimo

Jueves

Viernes

Sábado

Domingo

El tacto

En la novena semana todo el cuerpo
del feto ha adquirido sensibilidad
al tacto menos la parte superior,
posterior y lateral de la cabeza. Si
algún elemento, como otras partes
de su cuerpo, el cordón umbilical o
las paredes del saco amniótico, roza
las palmas de sus manos, las cerrará
formando un puño; si roza las plantas
de los pies, encogerá los dedos y
doblará las rodillas; si roza su cara, la
girará.

Al principio del embarazo el feto tiende
a apartarse de los elementos que lo
tocan, pero en la segunda mitad tiende
a acercarse.

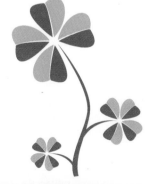

SEMANA 10

Feto

A partir del tercer mes todos los órganos del embrión, además de la placenta, el cordón umbilical y la bolsa amniótica, están formados. En el alcance de esta meta el embrión pasa a llamarse feto. Ya no tiene cola y su aspecto es más humano.

Practica ejercicio

Durante el embarazo es necesario realizar ejercicio suave para evitar el sobrepeso y para estar en forma para afrontar el parto.
Los ejercicios de espalda y de piernas te ayudarán a aligerar los dolores. Debes evitar los deportes de contacto y los saltos. Una alternativa muy completa es la natación.

Lunes

Martes

Miércoles

Jueves

Viernes

Sábado

Domingo

¿A qué juega el bebé?

En la cuarta semana de formación el tubo neural se cierra y aparecen las primeras neuronas, que aumentan a razón de 100.000 por hora hasta 100.000 millones en el momento de nacer. En la semana 10 empiezan las primeras sinapsis o comunicación de información entre neuronas.
A final del tercer mes el número de sinapsis es suficiente para permitir los primeros movimientos del feto: da patadas, mueve los dedos, abre la boca y traga.

Nuevo vestuario

El aumento de volumen corporal ya empieza a ser visible y conviene ir adaptando el vestuario al nuevo estado.
– Escoge prendas holgadas o muy elásticas. Coloca la cinturilla elástica por debajo del abdomen.
– La ropa interior debe ser de algodón y específicamente para embarazadas, sobretodo a partir del quinto mes.
– Escoge calzado con poco tacón (máximo 5 centímetros).

SEMANA 11

¿En qué consisten los ejercicios de Kegel?

Estos ejercicios permiten reforzar los músculos del perineo mejorando la eficacia de los pujos en el parto y la recuperación del suelo pélvico en el postparto.

Consisten en contraer con fuerza hacia arriba los músculos que rodean el ano y la vagina diez segundos, relajar y repetir la contracción 10 veces.

Para localizar correctamente los músculos a contraer puedes interrumpir el flujo de orina y reanudarlo. Realiza, sin embargo los ejercicios, sin orinar. Practica dos o tres veces cada día.

Prueba del pliegue de la nuca

Mediante una ecografía se mide el grosor que ocupa el líquido que se acumula entre la piel y los tejidos del embrión a la altura de la nuca. Entre la semana 10 y 14 debería ocupar un grosor inferior a los tres milímetros. Un grosor mayor indica una probabilidad alta de defectos cromosómicos, como el síndrome de Down.

En caso de obtenerse una probabilidad alta de alteraciones, se realizarán pruebas cromosómicas como la biopsia corial o la amniocentesis.

Lunes

Martes

Miércoles

Jueves

Viernes

_____
_____
_____
_____
_____
_____

Sábado

_____
_____
_____
_____
_____
_____

Domingo

_____
_____
_____
_____
_____
_____
_____
_____

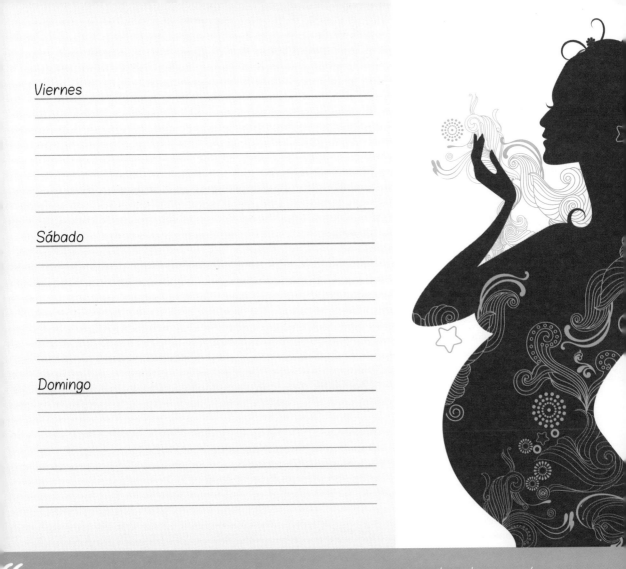

Si tuviera otra vida para vivir, nunca renunciaría a esos nueve meses de embarazo en los que percibes cómo una vida está creciendo dentro de ti, la única experiencia que me ha acercado de verdad al sentido de lo milagroso. EMMA BOMBECK

¿Debo anunciarlo ya en el trabajo?

Puedes informarte en la Seguridad Social de tus derechos y obligaciones como trabajadora embarazada.

- Debes anunciar tu embarazo en el trabajo.
- Solicita un cambio o adaptación del puesto de trabajo en caso de desempeñar labores que entrañen riesgo para el embarazo (peligrosidad, toxicidad, levantar peso...).
- La baja maternal es de 16 semanas con el sueldo íntegro.
- Existe la posibilidad de solicitar una reducción de jornada o una excedencia después de la baja maternal. La reducción de jornada supone una reducción proporcional del sueldo.

Se forman los huesos

Se ha iniciado la osificación del esqueleto. Lo que hasta ahora eran tejidos blandos se va transformando en huesos. Aparece el cráneo para proteger el cerebro, bajo la forma de ocho huesos unidos por tejidos blandos (fontanela), que no se unirán hasta unos 18 meses después del parto. Esta disposición permite el rápido crecimiento del cerebro y la adaptación de la cabeza al canal del parto.

Lunes

Martes

Miércoles

Jueves

Viernes

Sábado

Domingo

¿Es este mi hijo?

La primera ecografía se realiza en la semana 12 de embarazo mediante una sonda transvaginal. Podrás ver por primera vez al feto y el médico examinará:

- Presencia de uno o más fetos.
- Longitud cráneo-caudal (distancia desde el cráneo hasta el coxis).
- Diámetro biparietal (tamaño del cráneo).
- Tamaño del fémur y del húmero.
- Correcta formación de los órganos internos.
- Latidos del corazón.
- Tamaño del pliegue nucal.

Biopsia de corion

La biopsia de corion es una prueba invasiva que se realiza entre la semana 10 y 14 de embarazo que consiste en extraer una muestra de tejido de la placenta, por punción a través del abdomen o de la vagina, para analizar si existen alteraciones cromosómicas. El riesgo de aborto es similar al de la amniocentesis (1%).

SEMANA 13

¿Qué papel juegan los abuelos en todo esto?

Los abuelos están encantados con la llegada de un nuevo nieto.

Os darán consejos y os echarán una mano siempre que lo necesitéis.

Son una gran ayuda para conciliar la vida familiar y la laboral, pero no debéis abusar de ellos. Cada vez tenemos los hijos más tarde y hacerse cargo de un niño pequeño cada día resulta excesivo a determinadas edades.

Una buena opción es buscar una guardería, recurrir a reducciones de jornada y tener a los abuelos para emergencias e imprevistos.

Con la maternidad y paternidad la relación con los propios padres y los suegros, ahora abuelos, cambia, hacia una mayor complicidad.

Buenas cuerdas vocales

Las cuerdas vocales van madurando para el llanto, la primera forma de comunicación. Cuando más fuertes estén, mejor preparado estará el bebé para reclamar afecto, comida e higiene. Al final del tercer mes las cuerdas vocales están completamente formadas, pero el feto no puede usarlas porque se encuentra en un medio líquido.

Lunes

Martes

Miércoles

Jueves

Viernes

_____
_____
_____
_____
_____

Sábado

_____
_____
_____
_____
_____

Domingo

_____
_____
_____
_____
_____

¿Puedo ir de viaje?

Al final del primer trimestre, una vez superada la etapa más inquietante, tal vez os apetezca realizar un viaje en pareja.

Puedes viajar sin problemas, pero debes evitar riesgos innecesarios.

El mejor destino en estos momentos son las localidades cercanas y tranquilas dentro del mismo estado: evitas desplazamientos largos, en caso de emergencia el médico podrá acceder fácilmente a tu historial y te expones a un menor riesgo de infecciones.

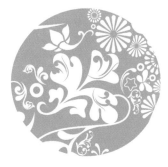

La decisión de tener un hijo, es trascendental. Es aceptar por siempre que tu corazón ande vagando fuera de tu cuerpo. **ELIZABETH STONE**

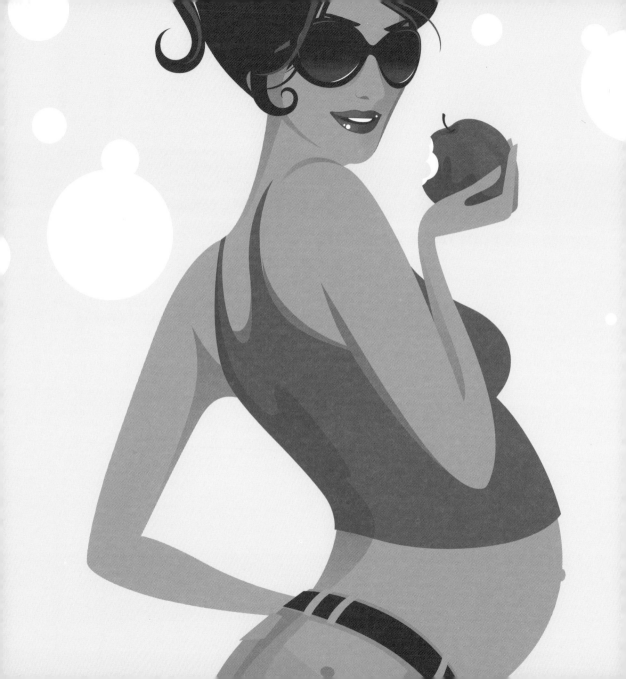

Cuarto mes

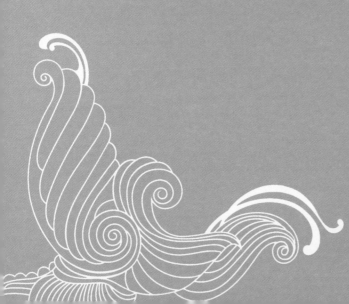

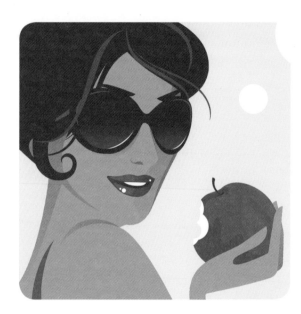

Primeros movimientos

El feto se prepara para el movimiento. Las piernas y los brazos adoptan su postura final, con los codos hacia atrás y las rodillas hacia delante. Los músculos están más desarrollados y puedes percibir ya sus movimientos. Se trata todavía de movimientos descoordinados porque el sistema nervioso no está suficientemente desarrollado.

Empiezas a encontrarte mejor. Tal vez las náuseas han desaparecido, tienes más energía y te identificas más con tu nuevo estado.

Las pruebas médicas continúan y continuarán a lo largo de todo el embarazo.

Es el momento de realizar la prueba de triple screening, mediante un análisis de sangre, para calcular la probabilidad de aparición de determinadas malformaciones genéticas en el feto. En caso de probabilidad alta o de tener más de 35 años, podrás someterte a una amniocentesis para descartar determinadas enfermedades.

Se engrosa la piel del feto para cubrir las arterias y las venas. Y empieza a funcionar su aparato digestivo y urinario. La producción del aparato digestivo, el meconio, formado básicamente por bilis, queda en su intestino, y la producción del sistema urinario es vertida en el líquido amniótico. El sistema reproductivo sigue desarrollándose: en los fetos femeninos el útero está formado y empieza la canalización de la vagina; en los masculinos se forma la próstata. Los genitales externos continúan su proceso de diferenciación según el sexo.

Puedes empezar a pensar en el tipo de parto que quieres, aunque debes tener en cuenta que tal vez no sea viable en tu caso. No dudes en comentar con la doctora tus miedos y preocupaciones.

Ahora dispones de más tiempo y energía del que dispondrás al final del embarazo y puedes aprovechar para preparar papeles, buscar guardería, adaptar la casa a los movimientos infantiles...

Al final del cuarto mes el feto pesa 225 gramos y mide 18 centímetros. Los sentidos se están desarrollando y sus movimientos te reportan una comunicación tranquilizante.

SEMANA 14

Tengo un antojo

Algunas teorías relacionan los antojos con carencias alimentarias. De este modo el antojo sería un mecanismo del cuerpo para obtener las vitaminas y minerales que le faltan.

No existen pruebas científicas de que así sea, sin embargo los alimentos antojados suelen ser ricos en determinados nutrientes: fresas (vitamina C), mejillones en escabeche (hierro), nata (calcio), chocolate (magnesio)...

Calambres en las piernas

La sobrecarga de los músculos de las piernas durante el embarazo puede provocar calambres. Para evitarlos o reducir su incidencia:
- Camina regularmente.
- Evita cruzar las piernas.
- Haz estiramientos de piernas y rotaciones de tobillos, rodillas y caderas varias veces al día. Un buen ejercicio para estirar las pantorrillas consiste en sentarse en una silla y mover hacia delante y hacia atrás una botella cilíndrica de plástico con las plantas de los pies.

Lunes

Martes

Miércoles

Jueves

Viernes

Sábado

Domingo

El reloj biológico

La mejor edad para tener hijos es entre los 20 y los 30 años. Sin embargo otros factores no biológicos han ido retrasando cada vez más la maternidad y paternidad.

La fertilidad disminuye rápidamente a partir de los 35 años, a la vez que aumenta la probabilidad de aparición de errores genéticos. A los 35 años un 40% de los embriones son defectuosos, a los 38 un 65% y a los 41 un 80%. El reloj biológico también afecta a los hombres, cuyo esperma va reduciendo su calidad a partir de los 35 años.

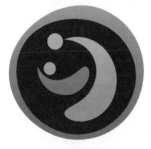

¿Niño o niña?

Inicialmente no se pueden diferenciar los genitales externos del feto masculino de los del femenino: ambos consisten en un tubérculo genital igual.
Pero poco a poco este apéndice se va transformando en clítoris y labios mayores y menores, en el caso de las niñas, y pene y escroto, en el caso de los niños, en un proceso que no culmina hasta el mes cinco.

Vérnix caseosa

En el cuarto mes la piel del feto se recubre de una sustancia grasa de color blanco que la protege e hidrata. Primero aparece en la cabeza, la espalda y las articulaciones, pero más tarde cubre todo el cuerpo. Al final del embarazo, a partir de la semana 36, es reabsorbida por la piel, pero a menudo después del parto todavía podemos ver algunos restos.

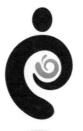

SEMANA 15

Lunes

Martes

Miércoles

Jueves

Viernes

_____
_____
_____
_____
_____
_____

Sábado

_____
_____
_____
_____
_____
_____

Domingo

_____
_____
_____
_____
_____
_____
_____

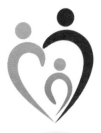

La famosa prueba del Triple screening

Esta prueba se realiza entre las semanas 14 y 18, y obtiene la probabilidad que tiene nuestro feto de sufrir una anomalía cromosómica, entre ellas el síndrome de Down, mediante el cruce de tres datos:

– La densidad de determinadas hormonas en la sangre de la madre.
– El tamaño del pliegue de la nuca del feto.
– La edad de la madre.

Si la probabilidad es alta el médico nos recomendará someternos a otras pruebas, como la amniocentesis.

> *Una madre es alguien que siempre sabe cómo levantar tu ánimo en las situaciones difíciles. Eso es lo primero que aprendemos de ellas.*
> **EMILY DICKINSON**

SEMANA 16

Escoger el parto

El parto pude ser más o menos instrumentalizado en función de cómo se presente y de los deseos de la madre. En este momento ya puedes ir pensando en el tipo de parto que quieres y comentarlo con tu ginecóloga para ver si es posible en tu caso. Debes tener en cuenta que hasta el último momento pueden surgir complicaciones que obliguen a cambiar los planteamientos. Del mismo modo, tú también puedes cambiar de opinión en el último instante.

En caso de no haber problemas puedes escoger entre parto natural en casa, parto natural en el hospital, parto con anestesia epidural, parto con o sin episiotomía... El parto por cesárea se realiza solo en caso de que sea necesario, por decisión del médico.

Lunes

Martes

Miércoles

Jueves

_____
_____
_____
_____
_____

Viernes

_____
_____
_____
_____
_____

Sábado

_____
_____
_____
_____
_____

Domingo

_____
_____
_____
_____
_____

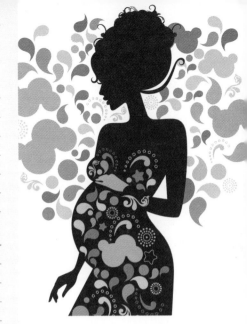

El feto va creciendo

A partir de la semana 16 los ojos del feto son sensibles a la luz. Si acercas una luz potente al abdomen, el feto se apartará en un acto reflejo.
Sin embargo hasta el séptimo mes no abrirá los párpados y empezará a distinguir formas.

Cepilla tus dientes

Las hormonas del embarazo reblandecen las encías y aumentan su tendencia a inflamarse e infectarse. En esta etapa es especialmente importante mantener una buena higiene, con un cepillado minucioso y el uso de hilo dental, para evitar enfermedades y pérdida de piezas dentales.

¿Qué es el meconio?

A partir del cuarto mes el sistema digestivo del feto empieza a funcionar y comienza a producir meconio, una sustancia negra formada por bilis y células epiteliales del tubo digestivo, que no sale al exterior, sino que se acumula en el colon.

Antes de 48 horas después del parto el bebé expulsará el meconio: serán sus primeras heces.

Se mueve

Un tumulto, gases, un tic, un espasmo, un terremoto.
Mini, leves, esporádico, tenue, de 0'4 en la escala de Richter.
– Corre, se mueve.
Denis pone la mano sobre el abdomen, sin resultados. Acerca la oreja entrecerrando un ojo y arrugando la fosa nasal contigua; y ahora consigue un movimiento, sí, el de la risa causada por su mueca de fealdad rústica.
– No noto nada.
– Lo he notado, se mueve,
   lo noto por dentro.

SEMANA 17

Lunes

Martes

Miércoles

Jueves

Viernes

Sábado

Domingo

Amniocentesis

La amniocentesis es una prueba invasiva que se realiza entre la semana 14 y 16 para detectar alteraciones cromosómicas como el síndrome de Down. Mediante punción se atraviesa el abdomen, el útero y la placenta y se toma una muestra de líquido amniótico para analizar las células del feto que flotan en él.

Se realiza en embarazadas de más de 35 años, en caso de que la prueba del triple screening haya dado una probabilidad alta de alteraciones y cuando hay antecedentes familiares de enfermedades cromosómicas.

El riesgo de aborto es del 1%.

Sustituto de la amniocentesis

Se está trabajando en el desarrollo de una técnica que sustituya a la amniocentesis, por el riesgo de aborto del 1% que ésta supone.

Se ha desarrollado una prueba que estudia el ADN de las células del feto presentes en la sangre de la madre. No conlleva riesgo de aborto porque solo requiere un análisis de sangre a la madre, y tiene una fiabilidad del 98% en la detección del síndrome de Down. La desventaja es que de momento no detecta otras alteraciones cromosómicas que sí analiza la amniocentesis.

SEMANA 18

Escoger guardería

Para escoger guardería debes considerar distintos aspectos de calidad, seguridad y comodidad. Pregunta a los demás padres si están satisfechos y acude el día de puertas abiertas. Presta atención sobre:

– La profesionalidad del personal.
– Actividades de estimulación y aprendizaje diarias.
– Medidas de seguridad contra accidentes.
– Separación de los niños por edades.
– Número de niños por clase.
– Proximidad.

Papeleo

Ahora que tienes más tiempo estudia cómo realizar los trámites que deberás formalizar después del parto.

– Inscripción del bebé en el Registro Civil.
– Alta del bebé en la Seguridad Social y/o en la mutua de salud privada.
– Baja maternal/paternal y prestación.
– Preinscripción en la guardería.
– Ayuda para madres trabajadoras en Hacienda.

Comprueba que tu DNI y tu tarjeta sanitaria estén actualizados.

Lunes

Martes

Miércoles

Jueves

Viernes

_____
_____
_____
_____
_____
_____

Sábado

_____
_____
_____
_____
_____
_____

Domingo

_____
_____
_____
_____
_____
_____

Primeras paraditas

El feto empieza a moverse en el tercer mes de embarazo, pero no podrás notar sus movimientos hasta un mes más tarde.

Las madres sitúan la primera percepción de movimientos entre la semana 14 y la 25, aunque lo más habitual es notarlos a partir de la semana 18.

Los movimientos del feto se adaptan a los de la madre, de manera que cuando te mueves está quieto para evitar golpes y cuando estás en reposo se mueve más.

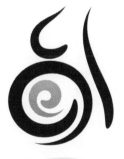

 La maternidad te hace ganar fuerza, valor y confianza en ti misma en cada experiencia de la vida que, en otras circunstancias, quizá te habrían asustado. **ELEANOR ROOSVELT**

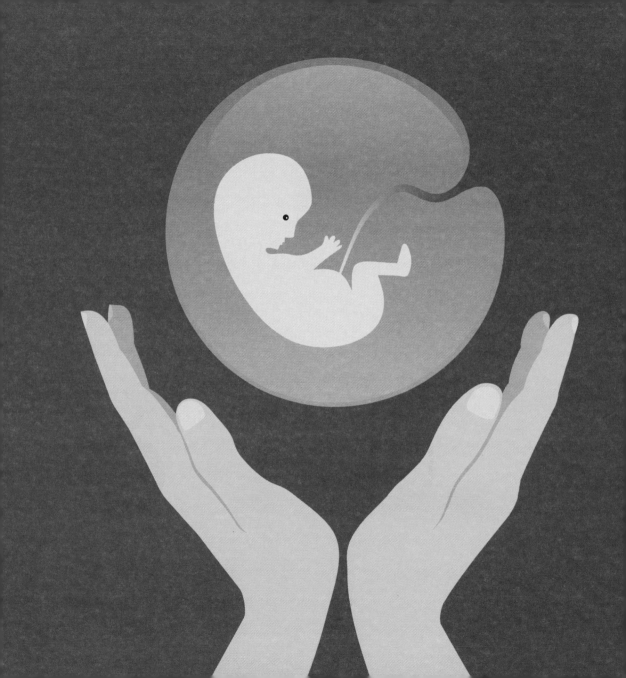

Quinto mes

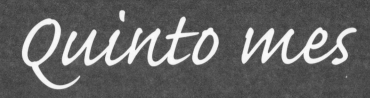

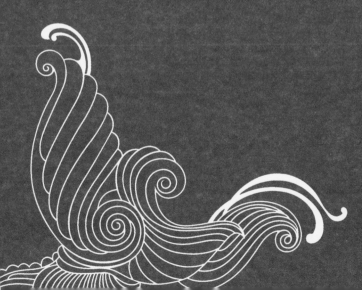

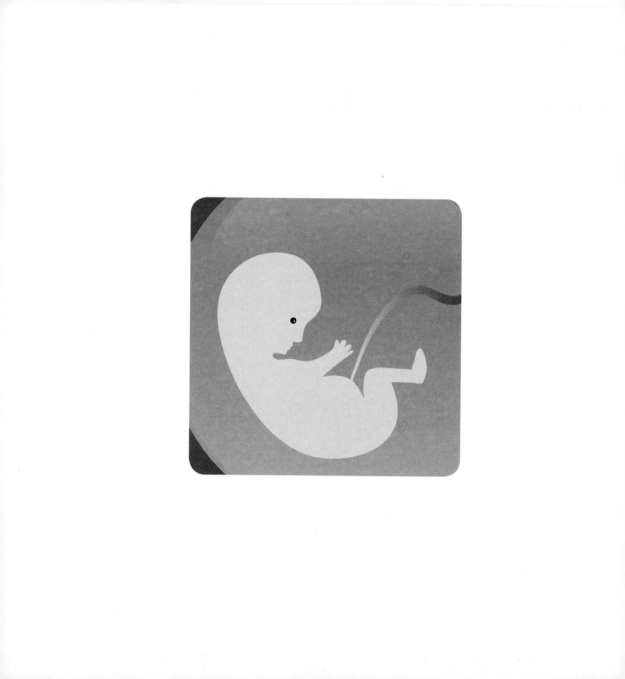

Determinación
del sexo

Tu estado es ya evidente incluso para los desconocidos y la cesión del asiento del autobús lo prueba de forma objetiva. Las vecinas, las vendedoras del mercado, las dependientas del súper empiezan a preguntar "¿es niño o niña?", y pronto obtendrán respuesta.

La diferenciación de los genitales externos del feto se ha completado: el tubérculo genital, igual en los dos sexos al inicio del desarrollo, se ha convertido en clítoris y labios mayores y menores, en el caso de las niñas, y pene y escroto, en el caso de los niños. La uretra se canaliza por dentro del pene, en los niños, y separada del clítoris, en las niñas.

Entre la semana 21 y la 23 te realizarán la segunda ecografía y conoceréis el sexo del feto. Ya podréis decidir el nombre.

Los sentidos y el cerebro de vuestro feto continúan su desarrollo. Hasta ahora el feto percibía los sonidos mediante el tacto, pero ahora el oído empieza a funcionar.

Sus movimientos son cada vez más coordinados y es capaz incluso de introducir el pulgar en la boca para saciar su reflejo de succión.

La piel empieza a cubrirse de un vello muy fino, el lanugo, que desaparece antes del nacimiento o poco después. Y al final del quinto mes aparece algo de cabello y las cejas.

En la semana veinte empieza el descenso de los testículos en los niños y la segregación de insulina en el páncreas.

Tu útero ha superado la altura del ombligo, presionándolo hacia fuera. Es posible que sientas picores en la piel debido al estiramiento, pero puedes aliviarlos con cremas hidratantes. Los senos están preparados para segregar calostro, la primera leche que tomará el bebé, rica en nutrientes y anticuerpos.

Tu ritmo respiratorio y cardíaco ha aumentado y necesitas reposar más. En algunos momentos tal vez notarás un poco de ahogo, por lo que debes evitar los esfuerzos y el estrés.

El feto duerme de 16 a 20 horas al día, pero el resto de horas se mueve mucho.

Al final del quinto mes mide 25 centímetros y pesa 500 gramos.

El padre determina el sexo

Todas las células humanas poseen dos juegos de 23 cromosomas, a excepción de las células sexuales (óvulos y espermatozoides) que poseen uno solo.

Esta característica les permite, al fusionarse en la fecundación, obtener una célula huevo de 46 cromosomas (dos juegos de 23 cromosomas), que dará lugar al nuevo individuo.

El cromosoma que determina el sexo es siempre X en los óvulos y en los espermatozoides puede ser X o Y. Si el espermatozoide que fecunda el óvulo lleva el cromosoma X, la célula huevo tendrá el par XX y el nuevo individuo será niña; si lleva Y, la célula huevo tendrá el par XY y el bebé será niño.

Lunes

Martes

Miércoles

Jueves

Viernes

Sábado

Domingo

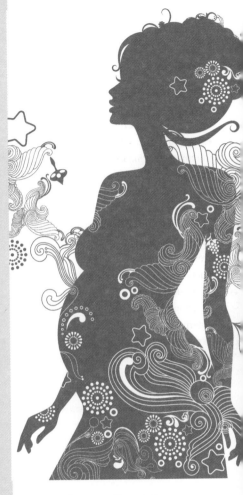

Manchas en la piel

Debido a la acción de los estrógenos la
piel es más sensible a los efectos de los
rayos del sol y pueden aparecer marcas
en la piel. Para minimizarlas debes
protegerte durante todo el embarazo
con crema solar de índice 60.

SEMANA 20

¿Qué es el lanugo?

El lanugo, un vello fino, aparece inicialmente sobre el labio superior y las cejas, y más adelante cubre todo el cuerpo.

Cumple la función de aislante que realizará más tarde la grasa corporal. El lanugo desaparece a partir del séptimo mes, excepto en los hombros y en la espalda, de donde se eliminará antes del nacimiento o poco después.

¡¡¡Ya puede oír!!!

Hasta ahora el feto percibía los sonidos (provenientes de tus vísceras o de sonidos externos muy fuertes y agudos) por el tacto: tocaba las vibraciones. Ahora el oído empieza a funcionar: los sonidos vibran en su tímpano y distingue las frecuencias.

El feto tiende a moverse más cuando escucha frecuencias altas y menos cuando las frecuencias son bajas.

Lunes

Martes

Miércoles

Muchas maravillas hay en el Universo; pero la obra maestra de la creación es el corazón materno.

ERNEST BERSOT

Jueves

Viernes

Sábado

Domingo

El origen común de los dos sexos

Hasta la semana seis de embarazo el embrión femenino y el masculino no se distinguen: los sistemas urinario y sexual femenino y masculino tienen un origen común (el tubérculo genital, la gónada indiferenciada y los conductos de Wolff y de Müller). A partir de esta semana la gónada evoluciona hacia testículos o ovarios según el embrión posea los cromosomas XY o XX. Las hormonas que segregan los testículos o los ovarios provocarán cambios progresivos hasta determinar un feto niño o un feto niña. El tubérculo genital evolucionará hacia pene y escroto o hacia clítoris y labios, la gónada hacia testículos o ovarios, el conducto de Wolff hacia los genitales internos masculinos y el conducto de Müller hacia los genitales internos femeninos.

Por narices

En la sala de ecografías la penumbra acentúa el misterio, o tal vez atenúa nuestra cara de impaciencia.

Yo quiero una niña, más tranquila, menos propensa a los accidentes. Denis quiere un niño, para jugar a fútbol y ver los partidos. Mi madre "sabe" que es niña.

– Se ve, se ve... la nariz.

- El ecografista comprueba a su alrededor y se dirige al apéndice nasal de Denis.

- Sin duda, eres el padre.
  La tensión se mantiene.

– Cuesta, se mueve mucho. Pero tarde o temprano nos dejará verlo....
  Y llega a su punto culminante.

– Ah, ya está: tiene pito. Es un niño. Niño y movido... Me echo mentalmente las manos a la cabeza con ojos que claman al cielo.

El reflejo de succión

El desarrollo del cerebro permite algunos movimientos coordinados como la introducción del pulgar en la boca. Con el pulgar en la boca el feto ejercita el reflejo de succión que le permitirá mamar ya en las primeras horas de vida.

Lunes

Martes

Miércoles

Jueves

Viernes

Sábado

Domingo

Segunda ecografía

Entre la semana 21 y 23 se realiza la segunda ecografía. Esta y las siguientes ecografías son transabdominales (se pasa la sonda sobre el abdomen). En ella se observa el correcto desarrollo de los órganos y huesos del feto, la cantidad de líquido amniótico, la posición de la placenta, la frecuencia cardíaca y el sexo del feto.

Evita los tintes

Durante el embarazo y la lactancia debes evitar los tintes capilares con componentes tóxicos, como el acetato de plomo, pero puedes seguir tiñéndote con productos vegetales como la henna.

 Muchas maravillas hay en el mundo, pero la obra maestra es el corazón materno. **"**
Anónimo

SEMANA 22

¿Cómo se llamará?

Ahora ya sabéis el sexo del bebé y podéis decidir el nombre.

El nombre define la identidad y acompaña al niño durante toda su vida, por lo que para escogerlo debéis imaginar la relación del niño con su nombre en las diferentes etapas de la existencia.

El nombre debe ser fácil de pronunciar, tanto separado como junto con el apellido, y legal (no debe llevar a confusión sexual y no puede ser ofensivo).

Evita las varices

El volumen de sangre durante el embarazo es superior y la circulación sanguínea de retorno no es tan eficaz, por lo que a veces surgen varices; aunque generalmente desaparecen después del parto.

Para evitarlas usa zapatos con tacón bajo, evita la ropa que oprima las piernas, no permanezcas de pie en la misma postura durante mucho rato, no cruces las piernas cuando estés sentada, siéntate de vez en cuando con las piernas elevadas y aplícate duchas de agua fría en las pantorrillas.

Lunes

Martes

Miércoles

Jueves

Viernes
_____
_____
_____
_____
_____
_____

Sábado
_____
_____
_____
_____
_____
_____

Domingo
_____
_____
_____
_____
_____
_____

Ejercicios de respiración

El feto vive en un medio acuático y por tanto no puede respirar, sin embargo a partir de la semana veinte empieza a realizar ejercicios de respiración: traga líquido amniótico que penetra hasta los pulmones y luego lo expulsa, abriendo y cerrando la caja torácica.

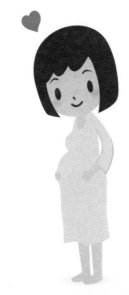

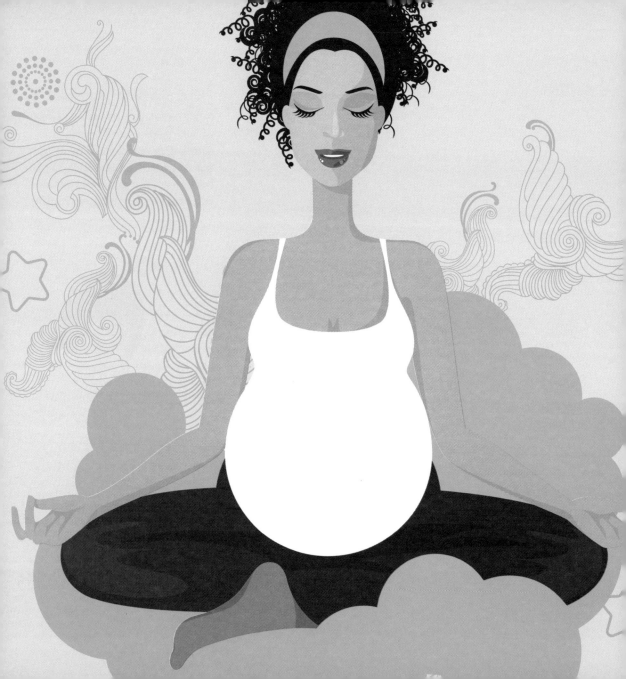

sexto mes

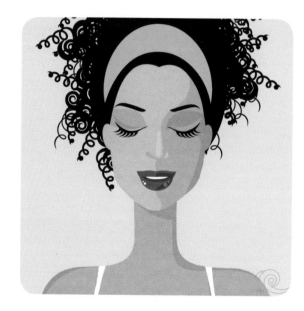

Gravedad alegre

En el sexto mes la física interviene en la anatomía para producir una serie de transformaciones curiosas. El peso del nuevo ser que crece en tu interior es ya tan grande que tu cuerpo ha modificado su centro de gravedad y con él la forma de tus movimientos ordinarios. A la vez el feto ha desarrollado el sentido del equilibrio y ya no se mueve como un astronauta sin referencias cardinales, sino que se acoge a la gravedad terrestre y distingue el arriba del abajo.

Pero el peso puede acentuar algunas molestias: aumento de la frecuencia urinaria, estreñimiento, dificultades respiratorias... Tómatelo con calma; piensa en el embarazo como en un trabajo productivo que requiere su tiempo de dedicación.

En la semana 26 te realizarán el test de O'Sullivan para descartar diabetes gestacional. Tras ingerir sucesivas preparaciones con glucosa te realizarán los correspondientes análisis de sangre para medir la capacidad de tu cuerpo de asimilar la glucosa.

Las neuronas y las células de la médula espinal del feto se cubren de mielina, una sustancia aislante que mejora la transmisión de los impulsos nerviosos, aumentando la rapidez de comunicación de la información de los órganos sensoriales al cerebro y del cerebro a los músculos. Con esta mejora el feto puede realizar movimientos que van más allá del acto reflejo.

Empieza a aparecer algo de grasa corporal. Se ha completado la formación del esqueleto, con 300 huesos, algunos de los cuales se soldarán después del nacimiento. Y comienza el desarrollo de las articulaciones.

Los pulmones evolucionan, formándose los bronquios, los bronquiolos y lo alveolos (ramificación de los pulmones que realiza el intercambio de gases con la sangre), pero no serán maduros hasta el octavo mes.

El feto se mueve con total libertad dentro del útero. Sus movimientos son más pronunciados y tu pareja podrá notarlos posando la mano sobre tu vientre.

Este mes el feto ha doblado su peso: ya pesa un kilo y mide 30 centímetros.

Planifica, no improvises

La llegada del bebé cambiará vuestra vida, pero no hay que confundir una transformación con una anulación. Puedes ir pensando en cómo adaptar tus aficiones a la vida con el niño. Si te gusta la música haz una selección de las canciones más suaves para escucharlas con el bebé. Mírate ropa de una o dos tallas más de la que usabas antes de estar embarazada. Practica técnicas de maquillaje rápido. Busca locales con zona de lactancia y transporte público adaptado a los carritos de paseo. Planifica ahora porque cuando haya nacido el bebé no tendrás tiempo; y con un bebé improvisar suele acabar en fracaso.

Pequeños tropiezos

Muchas mujeres pasan por una etapa del embarazo en la que se sienten patosas y se caen con frecuencia, pero no se trata de un problema psicológico, sino que es simplemente un cambio en el centro de gravedad del cuerpo. En el sexto mes el útero se inclina hacia adelante, modificando el centro de gravedad del cuerpo. Hasta que aprendas a caminar desde el nuevo centro podrás tener algunos tropiezos.

Lunes

Martes

Miércoles

Jueves

Viernes
_____
_____
_____
_____
_____
_____

Sábado
_____
_____
_____
_____
_____
_____

Domingo
_____
_____
_____
_____
_____
_____

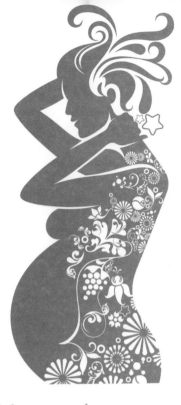

Calor corporal

En el sexto mes empieza a formarse la grasa subcutánea, pero hasta las últimas semanas de embarazo no se producirá un grosor destacable de grasa. La grasa permitirá al recién nacido mantener el calor corporal fuera del vientre materno.

... Pero una buena madre no debe ser, como la mía, una simple criatura de sacrificio: debe ser una mujer, un ser humano.
SIBILLA ALERAMO

Facilita tus digestiones

La progesterona relaja la válvula que separa el esófago del estómago, y el útero empuja el estómago desde abajo. Por estas causas a veces los alimentos mezclados con las secreciones digestivas ácidas del estómago retornan al esófago causando dolor.

Para facilitar las digestiones haz cinco comidas ligeras al día en lugar de tres copiosas, come despacio masticando bien, espera dos horas después de comer para acostarte y evita los alimentos de digestión pesada (chocolate, ajo, fritos...) por la noche.

El esqueleto, casi al completo

En el sexto mes se completa la osificación en el feto, pero algunos huesos están formados por piezas que más adelante se soldarán.

En el momento de nacer el bebé tiene 300 huesos, y en la edad adulta, una vez completadas todas las soldaduras, 206.

Lunes

Martes

Miércoles

Jueves

Viernes

_____

_____

_____

_____

_____

Sábado

_____

_____

_____

_____

_____

Domingo

_____

_____

_____

_____

_____

Arriba y abajo

A partir de la semana 24 se han
desarrollado los canales semicirculares
del oído interno, responsables del
equilibrio, y el feto ya puede distinguir
entre estar de pie o boca abajo dentro
del útero. Esta nueva capacidad le
permitirá darse la vuelta a partir del mes
siete, para encarar el canal del parto de
cabeza.

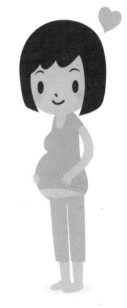

SEMANA 25

Toma fibra

El tránsito intestinal es más lento por acción de la progesterona y por la presión del útero.

Para evitar el estreñimiento bebe agua y zumo de naranja, come alimentos ricos en fibra, como frutas, verduras y cereales integrales, haz ejercicio y camina.

No puedes usar laxantes sin indicación de tu médico.

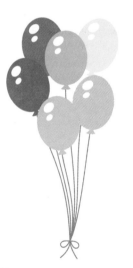

Lunes

Martes

Miércoles

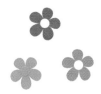

Jueves

Viernes

Sábado

Domingo

Mielinización

En el sexto mes las células de la médula espinal y de algunas partes del cerebro se recubren de mielina, una sustancia aislante que mejora la transmisión a través de ellas de los impulsos provenientes de los órganos sensoriales. De este modo el feto puede responder a los estímulos externos con acciones: abre y cierra la boca, agarra el cordón umbilical...

El proceso de mielinización se produce por fases, afectando en cada una diferentes partes del cerebro. La primera fase se prolonga hasta los dos años, la segunda acaba en la adolescencia y la tercera a los treinta años.

¿Contracciones de Braxton qué?

Las contracciones de Braxton Hicks son contracciones irregulares e indoloras que duran unos treinta segundos, en las que el útero se endurece. No indican el inicio del parto, sino que nos preparan para él.

Sin embargo, si las contracciones se vuelven regulares (más de cinco en una hora) o tienes dudas, acude al médico.

SEMANA 26

Aumenta el peso

El peso del feto y la placenta ya es importante y puede provocar dolor de espalda y presión sobre la vejiga. Puedes ayudarte de la faja para reducir las molestias, pero no olvides realizar gimnasia suave y practicar los ejercicios de Kegel cada día para mantener el suelo pélvico en forma.

El aumento de la frecuencia urinaria es normal por la presión del útero sobre la vejiga y no debe preocuparte a menos que vaya acompañada de dolor y fiebre, en cuyo caso deberías ir al médico de urgencias porque podría tratarse de una infección.

Lunes

Martes

Miércoles

> *Solo una madre sabe lo que quiere decir amar y ser feliz.*
> **ADALBERTO VON CHAMISO**

Jueves

Viernes

Sábado

Domingo

Bebé con hipo

El feto está más activo entre las
semanas 24 y 28.
¿Notas golpes rítmicos dentro de tu
cuerpo?: El bebé tiene hipo.

Diabetes gestacional

La diabetes se produce cuando el
páncreas segrega una cantidad
insuficiente de insulina, hormona que
regula el nivel de glucosa en la sangre.
Durante el embarazo la cantidad de
glucosa en la sangre es superior a la
habitual porque incluye el aporte para
el feto; y para lograr la cantidad
adecuada las hormonas del embarazo
producen anti-insulina.
En la gestación el equilibrio entre
glucosa e insulina se modifica y a
veces este reequilibrio no se produce
correctamente, desarrollándose una
diabetes gestacional. En otras ocasiones
se agrava una diabetes preexistente.
Para evitar complicaciones se realiza
un control periódico de los niveles
de glucosa en sangre a todas las
embarazadas.

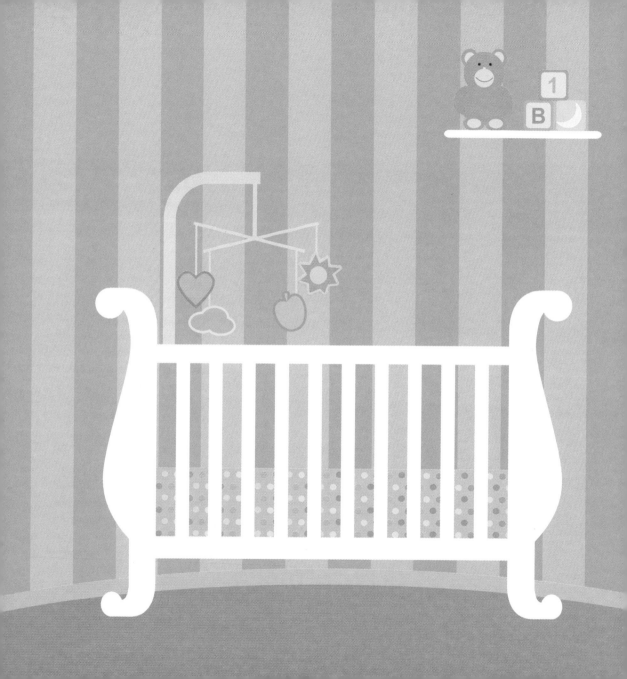

séptimo mes

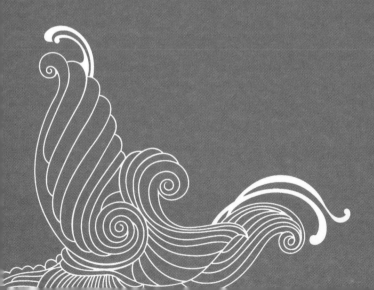

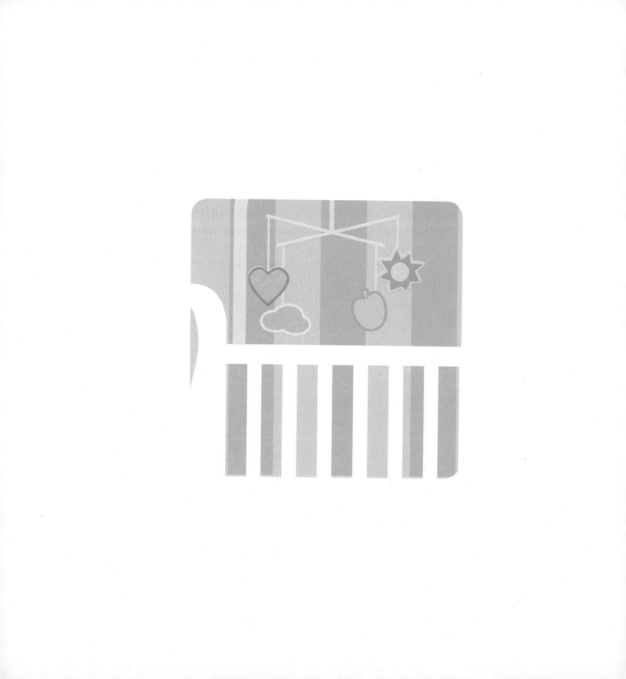

Club de mamás

Te encuentras ya en la etapa final del embarazo: el tercer trimestre, la etapa más dura físicamente, pero la más serena en el aspecto emocional.

El feto tiene buenas perspectivas de supervivencia en caso de parto prematuro y te sientes más tranquila. Empiezas a preparar la habitación del niño y la maleta para ir al hospital e inicias las clases preparto.

El feto abre los párpados y, aunque dentro del útero hay penumbra, detecta las diferencias de luminosidad y empieza a ver formas.

Sus oídos pueden distinguir vuestras voces y percibir la música.

Empieza a acumular grasa subcutánea, por lo que ya no necesita la protección del lanugo, que va perdiendo progresivamente.

La mayoría de los fetos adoptan ahora la postura con la cabeza hacia abajo. En este periodo la forma de tu abdomen puede modificarse debido a este cambio de posición del feto. Tus caderas y tu pelvis empiezan a ensancharse para facilitar el parto.

Las molestias del embarazo pueden acentuarse porque el organismo soporta un volumen corporal extraordinario. En las clases preparto podrás conocer a otras futuras madres y compartir experiencias y estados de ánimo mientras te preparas física y psicológicamente para el parto y el postparto.

Tu pareja podrá acompañarte a algunas sesiones para recibir consejos sobre su papel en el parto y sobre cómo cuidar al bebé.

En el tercer trimestre las visitas al ginecólogo suelen aumentar a dos al mes. Te realizarán análisis de sangre y orina para descartar infecciones y comprobarán el bienestar del feto.

Si surgen complicaciones que pudieran adelantar el parto o que te causen un malestar importante recibirás una baja laboral y no podrás ir a trabajar. En algunos casos es necesario hacer reposo absoluto.

Ahora ya podéis ver los movimientos del feto en forma de abultamientos en tu abdomen. Pesa 1'5 kilos y mide 35 centímetros.

SEMANA 27

Sexo al final

El sexo durante el embarazo no afecta al feto: el líquido amniótico amortigua cualquier golpe exterior y es difícil que el pene alcance el útero desde el interior porque la vagina de la mujer se extiende durante la excitación; el tapón de mucus de la cérvix evita la entrada de bacterias. Sin embargo, en las últimas semanas de embarazo, si se ha roto el tapón de mucus, es mejor evitar las relaciones.

En el periodo final debéis escoger posturas que no opriman el vientre. Si te sientes muy pesada y no te apetece mantener relaciones vaginales podéis optar por otro tipo de relaciones sexuales: caricias, sexo oral...

Clases preparto

En las clases preparto aprenderás a dejar que tu cuerpo realice el trabajo de parto correctamente y evitarás las tensiones que lo entorpecen. También conocerás a otras mujeres en tu estado y podrás compartir sentimientos.

Realizaréis ejercicios de relajación y respiración, y os darán información sobre los tipos de parto, los cuidados del bebé y la recuperación postparto.

Lunes

Martes

Miércoles

Jueves

Viernes

Sábado

Domingo

Tengo lumbago

El volumen del abdomen puede sobrecargar la espalda y causar lumbago. Para evitarlo es conveniente no engordar en exceso durante el embarazo, no levantar peso, no permanecer en la misma postura mucho rato y usar calzado con tacón bajo.

Un buen ejercicio para relajar la espalda es la postura del dromedario: consiste en ponerse a cuatro patas, mantener la espalda recta y la cabeza erguida, para después doblar la espalda hacia arriba dejando caer la cabeza hacia adelante y seguidamente volver a la posición inicial.

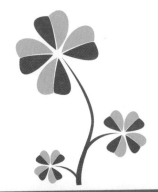

SEMANA 28

El feto se vuelve goloso

Desde la semana 28 el feto tiene sentido del gusto. Se ha comprobado que al introducir azúcar en el líquido amniótico los movimientos deglutorios del feto aumentan.

El sabor de lo que comes (ajo, espárragos, azúcar) queda en el líquido amniótico e influenciará en los gustos del bebé más adelante.

Postura de descanso

Tumbada boca arriba, estira la pierna izquierda, dobla la rodilla derecha y apóyala sobre el lado izquierdo, y apoya la barriga y el brazo derecho también sobre el lado izquierdo.

En esta postura descansas el peso de la barriga sobre la colchoneta y puedes relajar todos los músculos. Es además una postura que mejora la circulación y el aporte de nutrientes a la placenta.

Lunes

Martes

Miércoles

Jueves

Viernes

Sábado

Domingo

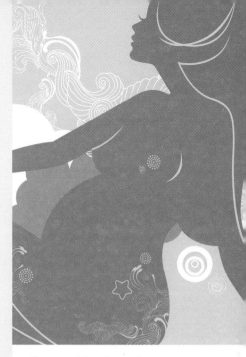

Sensación de calor

Debido al metabolismo alto las mujeres
embarazadas suelen pasar calor.
En invierno no tendrás muchos
problemas; basta con que lleves una
camiseta debajo del jersey.
Pero en verano deberás tomar más
precauciones: procura beber agua
y zumos en abundancia, mójate el
cogote y la cara interior de los codos a
menudo, viste ropa holgada de algodón
y refúgiate en lugares climatizados.

El amor es el arquitecto del universo.
HESÍODO

SEMANA 29

Abre los párpados

Los ojos están completamente formados: retina, cristalino, córnea, iris. La piel de encima y de debajo de los ojos se ha plegado sobre ellos y se ha unido para formar los párpados. Y ahora los párpados se abren y los ojos pueden empezar a distinguir formas entre la penumbra del útero.

Lunes

Martes

Miércoles

Jueves
_____
_____
_____
_____
_____

Viernes
_____
_____
_____
_____
_____

Sábado
_____
_____
_____
_____
_____

Domingo
_____
_____
_____
_____
_____

¿Qué es el calostro?

Es posible que en el tercer trimestre segregues algunas gotas de leche. Se trata del calostro, una leche espesa que se forma a partir del quinto mes de embarazo. Es la primera leche que tomará el bebé, una leche muy nutritiva que contiene anticuerpos y que, por su efecto laxante, ayuda al bebé a expulsar el meconio.

Prepara la maleta

Ya puedes preparar la maleta para ir al hospital y dejarla lista junto con el número de teléfono de un radiotaxi activo las 24 horas, por si se adelanta el parto. Incluye en la maleta: tres camisones que se abran por delante para amamantar, una bata, zapatillas, dos sujetadores de lactancia, una caja de braguitas de papel desechables, calcetines, neceser, ropa para salir del hospital de una o dos tallas superior a la que usabas antes de estar embarazada, un libro, una revista y algo de música con cascos.

En la canastilla del bebé pon: tres mudas (body, jersey, pantalón, calcetines), un gorrito, pañales, tres toallas suaves, una esponja natural, toallitas húmedas y crema para las escaldaduras.

Parto prematuro

El parto prematuro es el que se produce entre la semana 28 y la 37. Antes de la 28 se considera prematuridad extrema y después de la 37 es un parto a término. En caso de notar síntomas de parto, como calambres en el bajo vientre o pérdida de líquido amniótico, debes acudir al médico urgentemente. Siempre que es posible se intenta postergar el parto porque cuanto más tiempo esté el feto en el útero mejor será su desarrollo.

Si el feto tiene menos de 32 semanas y hay indicios de parto prematuro, se administran medicamentos para acelerar la maduración de los pulmones. En caso de parto generalmente se opta por practicar una cesárea para evitar sufrimiento fetal.

Después del parto el niño permanecerá un tiempo en la incubadora.

Lunes

Martes

Miércoles

> 66 *Amar es vivir en aquellos que se ama.* 99
> *ELIPHAS LÉVI*

Jueves

_____
_____
_____
_____
_____
_____

Viernes

_____
_____
_____
_____
_____
_____

Sábado

_____
_____
_____
_____
_____
_____

Domingo

_____
_____
_____
_____
_____
_____

Tengo insomnio

El insomnio es habitual en el tercer trimestre de embarazo. Sus causas suelen ser la ansiedad, los calambres en las piernas, el levantarse para ir al baño, los problemas digestivos...
Para aliviarlo evita el café, toma un baño caliente antes de acostarte, haz ejercicios de relajación, lee en la cama para distraerte, deja pasar dos horas desde la cena antes de acostarte, no bebas demasiados líquidos en las últimas cuatro horas antes de acostarte... No debes usar somníferos salvo prescripción médica.

Ojos azules

Muchos bebés tienen los ojos azules al nacer. Pero es debido a la falta de estimulación de los pigmentos oculares, que se forman por acción de la luz del sol. El color definitivo de los ojos no se fija hasta seis u ocho meses después de nacer.

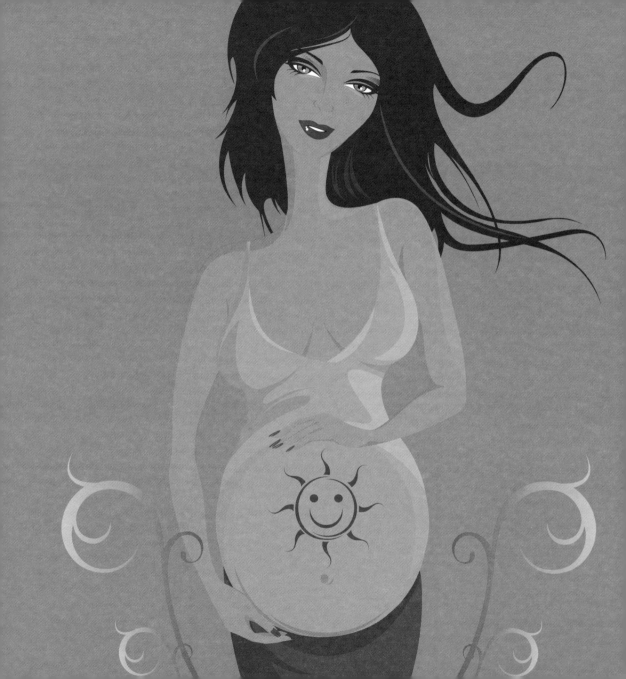

Octavo mes

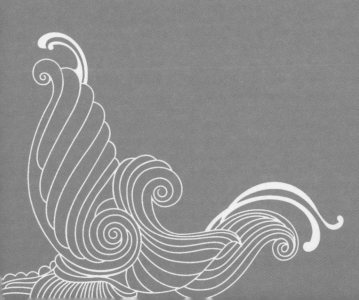

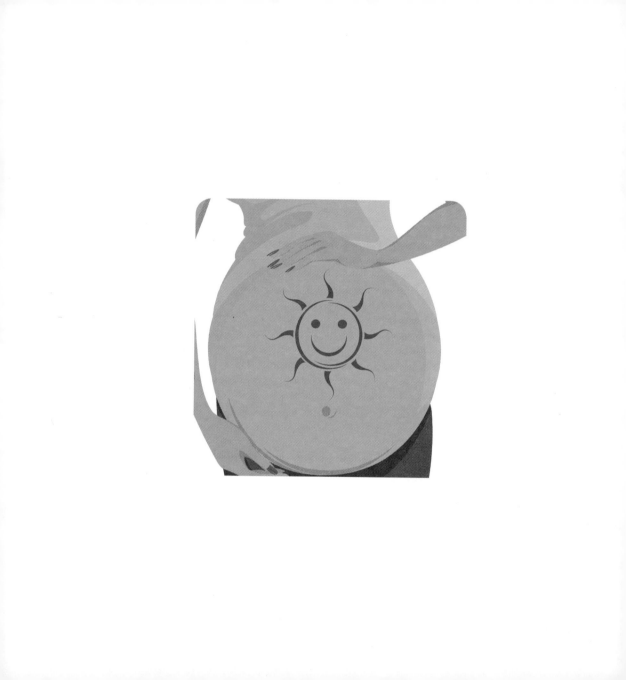

Las dudas han quedado atrás

La paz, la calma y la lentitud se asientan en tu cuerpo. Es inútil tratar de correr.

Porque el feto exige comodidad para seguir creciendo. Una capa de grasa se ha ido acumulando debajo de su piel; y ha alcanzado la maduración de los pulmones y de los riñones.

Se produce el descenso de los testículos en los niños, y en las niñas los labios menores y mayores recubren completamente el clítoris. Las pupilas reaccionan a la luz contrayéndose o relajándose.

La piel ha madurado completamente: está lista para proteger el cuerpo, sudar, generar grasa lubricante y dejar crecer el vello.

Las uñas han crecido del todo y puede rascarse si siente picor.

Al final del octavo mes pesa 2'5 kilos y mide 45 centímetros.

Es ya tan grande que casi no puede moverse. La mayoría de los fetos no cambian de posición, por lo que podemos conocer ya la presentación que con gran probabilidad tendrá el feto en el parto.

Surge el primer recuerdo. Si escuchamos mucho una melodía el bebé la reconocerá después de nacer. El desarrollo mental (la memoria, el aprendizaje, el pensamiento) se inicia antes del parto. El feto sueña y sus ojos se mueven debajo de los párpados.

El útero llega a las costillas y pueden aparecer hemorroides y edemas en manos y pies, y múltiples molestias derivadas de la falta de espacio dentro del cuerpo.

Te realizarán la última ecografía para preparar el parto y es probable que empiecen las sesiones de monitorización para comprobar el bienestar del feto. A partir de la semana 32 el número de visitas al ginecólogo será de dos al mes.

Del miedo al parto pasas a una postura de aceptación: empiezas a imaginarte en el alumbramiento tratando de colaborar tanto como sea posible.

El síndrome de construcción del nido alivia tu ansiedad. Construye, construye...

Rotura prematura de membranas

A veces se rompe la bolsa de aguas antes de tiempo y se pierde líquido amniótico. La rotura puede favorecer la entrada de bacterias, el prolapso del cordón umbilical, e incluso un parto prematuro.

El tratamiento consiste en guardar reposo absoluto hasta que la rotura haya sellado y en la administración de antibióticos para evitar infecciones.

El papá embarazado

En ocasiones la pareja siente algunos de los síntomas de embarazo de su compañera y se queja de dolor de muelas o de barriga, o sufre náuseas. Esta actitud responde a veces a la empatía y en otras a un afán de protagonismo.

Sin embargo cuando el único síntoma común es el aumento de peso puede que la pareja simplemente esté aprovechando la relajación del embarazo para saltarse la dieta.

SEMANA 31

Lunes

Martes

Miércoles

> 66 *Cuando una mujer está en el trabajo, siempre piensa en los hijos que ha dejado en casa...Y eso, a veces, le hace a una trbajar mejor.* 99
> *GOLDA MEIER*

Jueves

_____

_____

_____

_____

_____

Viernes

_____

_____

_____

_____

Sábado

_____

_____

_____

_____

_____

Domingo

_____

_____

_____

_____

_____

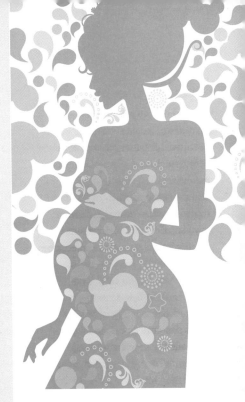

¿Qué es la técnica Leboyer?

El obstetra Leboyer promovió en los años setenta del siglo XX un ambiente suave en la sala de partos para reducir el trauma del nacimiento. Luces tenues, contacto inmediato del niño con la madre después de nacer, corte del cordón umbilical solo cuando ya ha dejado de latir (para mantener el aporte de oxígeno a través suyo hasta que el bebé se ha adaptado a la respiración aérea), baños calientes para el bebé... En los hospitales ya se aplican muchas de las técnicas de Leboyer.

SEMANA 32

El famoso síndrome del nido

Todas nos reímos del síndrome de construcción del nido hasta que nos encontramos un día limpiando los cristales más remotos de la casa a pocas semanas del parto.

Los deseos irrefrenables de ordenar y limpiar la casa pueden responder a una mezcla de instinto de construcción del nido, método para distraer la ansiedad y previsión de la falta de tiempo de la fase de postparto. Responde también a la necesidad psicológica de dejarlo todo listo en el momento de cerrar una etapa de la vida para abrir otra. Evita, sin embargo, los sobreesfuerzos.

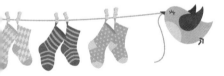

Lunes

Martes

Miércoles

Jueves

_____
_____
_____
_____
_____

Viernes

_____
_____
_____
_____
_____

Sábado

_____
_____
_____
_____
_____

Domingo

_____
_____
_____
_____
_____

Edemas en manos y pies

Al final del embarazo suele aparecer hinchazón en los tobillos y en los pies, y a veces también en las manos y en la cara, por aumento de los líquidos corporales.

No debe preocuparte a menos que vaya acompañada de hipertensión.

Para evitar las molestias, estírate con las piernas elevadas o sobre el lado izquierdo del cuerpo.

Utiliza técnicas de relajación

Las diferentes técnicas de relajación te permitirán reducir el malestar de las semanas finales del embarazo, sobrellevar el miedo al parto y soportar mejor la fase inicial de la dilatación. Con las técnicas de Bradley aprenderás a imitar la respiración profunda del sueño, y mediante la sofrología podrás visualizarte dentro del parto, en cada una de sus etapas, para ir aceptándote como protagonista del proceso.

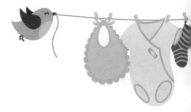

SEMANA 33

Última ecografía

El feto es tan grande que no cabe en una sola imagen.

Mediante una sonda transabdominal el ecografista comprueba el estado de la placenta y la cantidad de líquido amniótico, y estudia la morfología del feto para descartar malformaciones u operarlas en el útero o justo después de nacer.

También observa la posición del feto y mide el tamaño de su cabeza para ver si un parto vaginal podría complicarse.

Los beneficios de la lactancia materna

Debes decidir si darás el pecho al bebé o recurrirás al biberón.

Están demostrados los beneficios de la lactancia materna, y se aconseja dar el pecho por lo menos los primeros meses para que el bebé reciba el calostro (primera leche, nutritiva, digestiva y con anticuerpos).

La leche materna se adapta progresivamente a las necesidades de bebé y le ofrece una composición equilibrada. La lactancia materna aporta una relación piel a piel con el bebé y acelera la recuperación del útero.

Lunes

Martes

Miércoles

Jueves

Viernes

_____

_____

_____

_____

_____

Sábado

_____

_____

_____

_____

_____

Domingo

_____

_____

_____

_____

_____

Monitorización fetal

La prueba se realiza cada semana a partir de la semana 36, salvo en embarazos de riesgo, en los que se realiza a partir de la semana 32. Consiste en colocar dos vendas con sensores en el abdomen para comprobar el bienestar del feto. Una venda controla la actividad uterina (contracciones, movimientos del feto) y otra sigue los latidos del corazón del feto. Deberás apretar un sensor cada vez que detectes un movimiento.

Es una de las cosas maravillosas de las madres... que instintivamente enseñan a sus hijos a interesarse por la vida. **MARGUERITE DURAS**

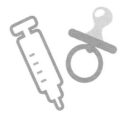

Cabeza abajo

El feto se da la vuelta, se coloca con la cabeza hacia abajo, en el mes siete. Sin embargo en ocasiones a pocas semanas del parto todavía no se ha girado.

Si no entraña riesgos, el médico intentará girarlo manualmente. Pero incluso así a veces el feto vuelve a su posición inicial.

La presentación correcta del feto en el parto es de cabeza, pero a veces y a pesar de las manipulaciones anteriores, llega al parto de nalgas, de cara o en posición transversal; y en la mayoría de estos casos es necesario recurrir a una cesárea.

SEMANA 34

Lunes

Martes

Miércoles

Jueves

Viernes
_____
_____
_____
_____
_____

Sábado
_____
_____
_____
_____
_____

Domingo
_____
_____
_____
_____
_____

Memoria prenatal

La memoria del feto empieza a funcionar en el octavo mes de embarazo. Después del nacimiento reconocerá las voces de mamá, papá y los hermanitos, y la música que le llegaba del exterior.

A pesar de ello no se aconseja practicar métodos agresivos de estimulación prenatal, sino priorizar la tranquilidad y relajación del feto dentro del útero. Cantarle y hablarle son suficientes para su estimulación.

Maduración de los pulmones

En la semana cuatro aparece un esbozo de los pulmones; entre la semana 18 y la 24 aparecen los bronquios; de la semana 24 a los dos años de vida se desarrollan los bronquiolos y los alveolos.

En la semana 34 los pulmones están maduros para respirar.

66 *La madre para el hijo es joya; el hijo para la madre es gloria.* 99
Refrán chino.

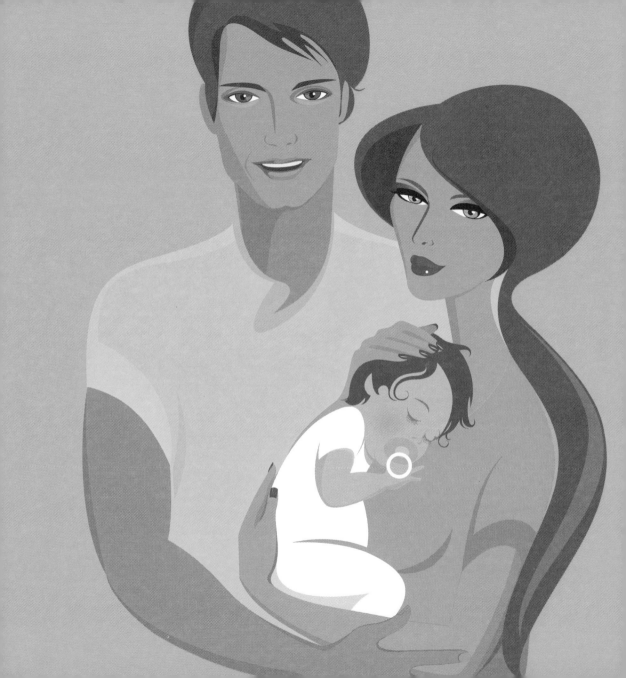

Noveno mes

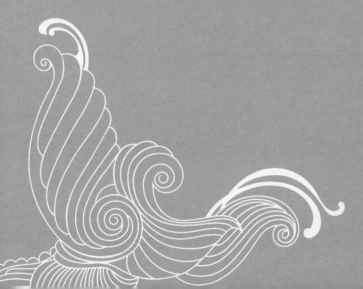

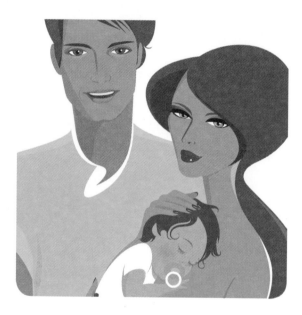

En los brazos de mamá y papá

El feto engorda treinta gramos cada día y va fortaleciendo sus pulmones.

Tu cuerpo empieza a producir progesterona para ablandar los tejidos de la cérvix y de la pelvis, y dotarlos de la elasticidad necesaria para el parto.

Las visitas al ginecólogo son ya semanales. En ellas se comprueba el bienestar del feto y el tuyo, y se observa si se ha desprendido el tapón de mucus, momento en que se inicia el proceso del parto y que puede tener lugar semanas antes de que empieces a sentir las contracciones.

A partir de la semana 35 te realizarán un cultivo vaginal para comprobar si padeces alguna infección que pueda contagiar al feto en su paso por el canal del parto.

En la semana 36 su cabeza desciende y se encaja en la pelvis.

En la semana 37 el feto se considera maduro, pesa unos 3200 gramos y mide 49 centímetros. En cualquier momento puede desencadenarse el parto.

Y un día el momento esperado te sorprenderá. El feto quiere salir; sus pulmones piden aire y segregan una proteína que detiene la producción de progesterona en la placenta y provoca la secreción de oxitocina.

Las contracciones uterinas empiezan. Puede que tardes días en notarlas; puede que antes de notarlas rompas aguas.

Poco a poco la cérvix se dilata, bajo la presión de la cabeza del feto que empuja hacia abajo en cada contracción, hasta borrarse completamente. Pronto la presión de la cabeza del bebé contra el perineo te provocará una gran necesidad de pujar.

Con cada contracción acompañada de pujo la cabeza del bebé se acerca más y más a la salida.

Los huesos de su cráneo se deforman para pasar por el canal del parto.

El bebé desprende adrenalina para superar el proceso y para estimular los pulmones.

Primero saldrá la cabeza, después los hombros y finalmente el resto del cuerpo.

En cuestión de pocos segundos su aparato respiratorio toma aire por primera vez.

La comadrona pondrá enseguida el bebé sobre tu barriga.

El bebé, tu pareja y tú compartís ya el momento inolvidable del primer contacto. ¡Felicidades!

El padre durante el parto

El papel de tu pareja durante el parto es muy importante.

Te dará tranquilidad y seguridad, y reducirá tu nivel de miedo, favoreciendo el desarrollo del proceso natural. Te hará compañía en la fase inicial, que puede alargarse bastante.

Te ayudará a soportar el dolor con masajes y acompañando las respiraciones. Y será el mejor interlocutor con los médicos porque te conoce bien.

Estar los tres juntos en el instante del nacimiento os permitirá compartir este momento tan especial y creará un vínculo para siempre.

En el postparto la implicación de tu pareja en el cuidado del bebé y su apoyo afectivo serán esenciales para tu recuperación física y emocional.

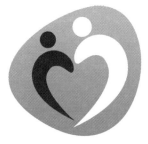

SEMANA 35

Lunes

Martes

Miércoles

Jueves

Viernes

Sábado

Domingo

¿Qué es la oxitocina?

La oxitocina es una hormona que produce la pituitaria y que provoca las contracciones del útero, bloquea los recuerdos de dolor del parto, y estimula la lactancia y la unión entre el bebé y la madre.

En ocasiones se administra oxitocina artificialmente mediante gota a gota para inducir el parto en caso de embarazos fuera de cuentas o fases de dilatación que no progresan.

El feto desencadena el parto

Cuando los pulmones del feto están maduros segregan una proteína que detiene la producción de hormonas del embarazo y estimula la formación de oxitocina.

La oxitocina desencadena las contracciones del útero e inicia el parto.

> **❝** La juventud se desvanece, el amor merma, las hojas de la amistad se secan; la esperanza secreta de una madre sobrevive a todo. **❞**
> *OLIVER WENDELL HOLMES*

En caso de riesgo, cesárea

La cesárea consiste en extraer el bebé mediante una intervención quirúrgica por incisión en el abdomen.

Se practica habitualmente en embarazos de riesgo, parto prematuro, herpes genital, vueltas del cordón umbilical, placenta previa, pelvis demasiado estrecha para el diámetro de la cabeza del bebé, presentación de nalgas, embarazo gemelar y aparición de sufrimiento fetal. La recuperación postparto es más lenta.

Herramientas del médico

Cuando en un parto vaginal el bebé ha llegado a coronar (se ve su coronilla por la abertura vaginal) pero queda atascado en la fase expulsiva, se recurre a diferentes instrumentos: fórceps (pinzas articuladas), espátula (cucharas metálicas no articuladas) y ventosa (cazoleta de caucho que se une al bebé por la coronilla mediante aspiración). Los fórceps y la ventosa permiten la tracción y rotación del feto, y la espátula solo la tracción. Mediante estos instrumentos el médico puede dirigir la salida del bebé.

Si no se obtienen resultados, se practica una cesárea.

Lunes

Martes

Miércoles

Jueves

Viernes

Sábado

Domingo

¿Cuándo me ponen la epidural?

La anestesia epidural sustituye el dolor por una sensación de presión. No elimina la sensibilidad, por lo que permite el trabajo de parto de la madre. Se introduce un catéter entre dos vértebras y a través de él se van inyectando dosis de anestesia. Se aplica cuando la dilatación ya ha avanzado (6 centímetros).

Si practicamos las técnicas para pujar eficazmente aprendidas en las clases preparto, la epidural no impedirá un buen desarrollo del periodo expulsivo y no tiene porque aumentar el uso de fórceps.

SEMANA 37

A término

A partir de la semana 37 el feto puede ya estar maduro y en posición para nacer. El parto puede desencadenarse en cualquier momento.

Los pujos

En la fase final del parto sentiremos una necesidad imperiosa de pujar o, en caso de anestesia epidural, presión en el perineo con sensación de que el bebé está a punto de caerse.

A partir de este momento, cuando nos indique la comadrona deberemos tomar aire por la nariz y empujar lo más fuerte que podamos soltando el aire por la boca.

Para que los pujos sean eficaces deben realizarse con los músculos del perineo y la parte baja del abdomen, no con el diafragma. El movimiento sería como el que hemos practicado con los ejercicios de Kegel pero hacia afuera.

Lunes

Martes

Miércoles

> *Cuando las mujeres son ambiciosas, son muy serias, buscan las cosas bien hechas hasta el detalle, pero creo que tienen la convicción de que hay otras cosas en la vida más importantes, como el lazo que las une a la vida.* **SIMONE WEIL**

Jueves

_____
_____
_____
_____
_____

Viernes

_____
_____
_____
_____
_____

Sábado

_____
_____
_____
_____
_____

Domingo

_____
_____
_____
_____
_____

¿En qué consiste la episiotomía?

La episiotomía consiste en practicar un corte en el perineo para ampliar la abertura del canal del parto.

Está indicada para partos con fórceps, partos de nalgas, en caso de sufrimiento fetal por un periodo expulsivo prolongado, y desgarros mal curados de tercer y cuarto grado de partos anteriores.

No se aconseja como práctica de rutina porque no está demostrado que evite los desgarros graves.

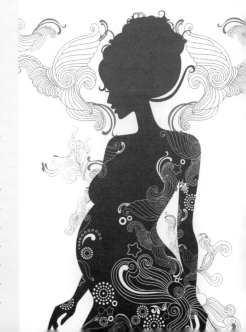

SEMANA 38

¿Cuándo inducir el parto?

El embarazo dura de 38 a 40 semanas, pero a veces se alarga más de lo previsto.

A partir de la semana 41 la placenta pierde eficacia, y ya no aporta suficiente oxígeno y nutrientes al feto, y la cantidad de líquido amniótico disminuye. Para evitar complicaciones se induce el parto, mediante la rotura de las membranas y la aplicación de oxitocina, o bien se practica una cesárea.

Cuándo ir al hospital

Acude al hospital enseguida si:
– Has roto aguas, aunque no se presenten contracciones.
– Las contracciones son regulares: cada cinco minutos para el primer embarazo o cada diez minutos para los siguientes.
– Las contracciones duran más de veinte segundos y son cada vez más dolorosas.
– En caso de hemorragia acude urgentemente al hospital.

Lunes

Martes

Miércoles

> *En cierto sentido, el misterio de la encarnación se repite en cada mujer; todo niño que nace es un Dios que se hace hombre.*
> **SIMONE DE BEAUVOIR**

Jueves

Viernes

Sábado

Domingo

Las fases del parto

– **Dilatación:** Las contracciones del útero empujan el bebé contra la cérvix dilatándola hasta borrarla (dilatación de diez centímetros). Durante la dilatación se romperá la bolsa de líquido amniótico. Inicialmente las contracciones son cortas (de 15 segundos) y espaciadas (cada 10 o 15 minutos) y poco a poco van aumentando en intensidad, frecuencia y duración. La posición de pie o sentada favorece el trabajo de parto.

– **Expulsión:** Las contracciones se suceden cada minuto y la cabeza del bebé ha coronado (la coronilla es visible). Con cada contracción la comadrona anima a la madre a empujar. Primero saldrá la cabeza, luego los hombros y finalmente el resto del cuerpo. Cuando el cordón umbilical deja de pulsar y el bebé respira por su cuenta, se anuda y se corta.

– **Alumbramiento:** Las contracciones siguen hasta desprender la placenta del útero y expulsarla por la vagina.

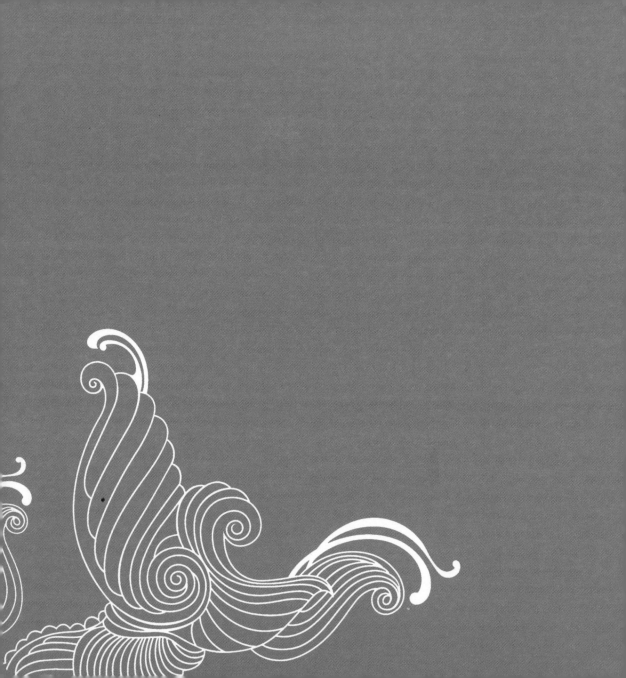

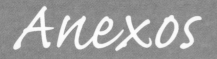

ANEXOS

DESARROLLO DEL FETO

	Peso	Talla	Logros
Mes 1	1'5 gramos	4 milímetros	- Fecundación. - Diferenciación celular.
Mes 2	10 gramos	4 centímetros	- Formación de las extremidades. - Esbozo de ojos, nariz y orejas. - Formación de la placenta y del líquido amniótico. - Inicio de los movimientos.

Mes 3	65 gramos	11 centímetros	- Pasa llamarse feto.
			- Reabsorción de la cola.
			- Circulación sanguínea propia.
			- Movimientos no perceptibles por la madre.
			- Se inicia la formación del cerebro
			  y de los huesos.
			- Empieza la diferenciación de los genitales
			  externos.

Mes 4	225 gramos	18 centímetros	- Engrosamiento de la piel. - Funcionamiento del sistema digestivo y urinario. - Ojos sensibles a la luz. - Movimientos perceptibles por la madre.

	Peso	Talla	Logros
Mes 5	500 gramos	25 centímetros	- Diferenciación de los genitales externos completada. - El oído empieza a funcionar. - Aparece el lanugo. - Movimientos coordinados.
Mes 6	1 kilogramo	30 centímetros	- Sentido del equilibrio. - Mielinización. - Esqueleto formado completamente. - Bronquios, bronquiolos y alveolos en formación. - Aparece la grasa subcutánea. - Movimientos perceptibles desde fuera.
Mes 7	1'5 kilogramos	35 centímetros	- Abre los párpados y distingue luz de oscuridad. - Posición cabeza abajo. - Empieza a desaparecer el lanugo. - Sentido del gusto desarrollado. - Buenas perspectivas de supervivencia en caso de parto prematuro.
Mes 8	2'5 kilogramos	45 centímetros	- Maduración de pulmones, riñones y piel. - Capa de grasa bajo la piel. - Descenso de los testículos en los niños. - Primeros recuerdos.
Mes 9	3- 3'5 kilogramos	49-51 centímetros	- A término. - Los pulmones segregan una proteína que desencadena el parto.

PRUEBAS MÉDICAS

El número de visitas al ginecólogo es de una al mes, menos en el octavo mes que asciende a dos y en el noveno que es de una a la semana. En todas las visitas además de realizar las pruebas pertinentes, te pesarán y te tomarán la tensión arterial.

Mes 1	- Test de embarazo.
Mes 2	- Ecografía para comprobar la presencia del embrión. - Auscultación del corazón del embrión.
Mes 3	- Primera ecografía (morfología del feto, latido del corazón). - Prueba del pliegue nucal. - Biopsia de corion.
Mes 4	- Triple screening. - Amniocentesis.
Mes 5	- Segunda ecografía (determinación del sexo, morfología, frecuencia cardíaca, posición de la placenta, cantidad de líquido amniótico).
Mes 6	- Test O'Sullivan.
Mes 7	- Clases preparto. - Análisis de sangre y orina.
Mes 8	- Monitorización fetal. - Última ecografía (morfología y posición del feto, estado de la placenta, cantidad de líquido amniótico).
Mes 9	- Cultivo vaginal. - Monitorización fetal. - Parto.

EL NOMBRE

Apunta cada uno de los nombres que habéis escogido como candidatos en la primera columna, de arriba a abajo.

En la primera fila, de izquierda a derecha, apunta el nombre de los participantes en la votación. Anota las diferentes valoraciones, de 0 a 10, que te irán dando los participantes, en la fila del nombre correspondiente.

Suma los resultados y el nombre más votado será el elegido por el jurado popular. Aunque el veredicto final lo tendréis siempre los padres.

Posibles nombres	...	...	...	...	TOTAL

LA EVOLUCIÓN DEL PERFIL

Rellena cada recuadro con la foto de tu perfil y verás cómo va creciendo tu barriga y el feto que llevas dentro. Hazte una foto cada mes en la misma postura y la evolución será más notable.

Mes 1	Mes 2	Mes 3
Mes 4	Mes 5	Mes 6
Mes 7	Mes 8	Mes 9